DU

DATURA STRAMONIUM,

ÉTUDE SUR LA COMPOSITION CHIMIQUE DE SA FUMÉE.

THÈSE

PRÉSENTÉE ET SOUTENUE A L'ÉCOLE SUPÉRIEURE DE PHARMACIE DE PARIS,

le 20 décembre 1856,

PAR

FRANÇOIS-ALPHONSE GURY,

NÉ A METZ (MOSELLE),

Aide-préparateur de Chimie à l'École impériale polytechnique,
Interne-lauréat des Hôpitaux et Hospices civils de Paris,
Élève-lauréat de l'École pratique,
Essayeur du Commerce,
Membre de la Société d'Émulation pour les sciences pharmaceutiques,
Membre de la Société de botanique de France.

PARIS.
E. THUNOT ET Cie, IMPRIMEURS DE L'ÉCOLE DE PHARMACIE,
RUE RACINE, 26.

1856

T

ÉCOLE SUPÉRIEURE DE PHARMACIE DE PARIS.

DU

DATURA STRAMONIUM,

ÉTUDE SUR LA COMPOSITION CHIMIQUE DE SA FUMÉE.

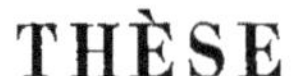

THÈSE

PRÉSENTÉE ET SOUTENUE A L'ÉCOLE SUPÉRIEURE DE PHARMACIE DE PARIS,

le 20 décembre 1856,

PAR

FRANÇOIS-ALPHONSE GURY,

NÉ A METZ (MOSELLE),

Aide-préparateur de Chimie à l'École impériale polytechnique,
Interne-lauréat des Hôpitaux et Hospices civils de Paris,
Élève-lauréat de l'École pratique,
Essayeur du Commerce,
Membre de la Société d'Émulation pour les sciences pharmaceutiques,
Membre de la Société de botanique de France.

PARIS.
E. THUNOT ET Cie, IMPRIMEURS DE L'ÉCOLE DE PHARMACIE,
RUE RACINE, 26.

—

1856

ÉCOLE SUPÉRIEURE DE PHARMACIE.

ADMINISTRATEURS.

MM. BUSSY, Directeur.
GUIBOURT, Secrétaire, Agent comptable.
LECANU, Professeur titulaire.

PROFESSEURS.

MM. BUSSY.	Chimie générale.
GAULTIER DE CLAUBRY.	Chimie organique et manipulations.
LECANU.	Pharmacie chimique.
CHEVALLIER.	Pharm. propr. dite.
GUIBOURT.	Matière pharm. végét. et minéralogie.
CHATIN.	Botanique gén. et prat.
VALENCIENNES.	Zoologie.
CAVENTOU.	Toxicologie.
N..	Physique.

PROFESSEURS
DE LA FACULTÉ DE MÉDECINE
délégués aux examens
des
PHARMACIENS DE 1re CLASSE.

MM. WURTZ.
MOQUIN-TANDON.

AGRÉGÉS EN EXERCICE.

MM. FIGUIER, pour la chimie.
ROBIQUET, — la physique.
REVEIL, — la toxicologie.
LUTZ, — la pharmacie.
SOUBEIRAN, — l'histoire naturelle.

NOTA. *L'École ne prend sous sa responsabilité aucune des opinions émises par les candidats.*

A MON PÈRE, A MA MÈRE,

Reconnaissance et affection la plus vive.

A MA SOEUR,

Amitié sans bornes.

A M. CLOËZ,

RÉPÉTITEUR DE CHIMIE A L'ÉCOLE IMPÉRIALE POLYTECHNIQUE,

Comme témoignage de ma reconnaissance pour les utiles enseignements que j'ai puisés auprès de lui, et la bienveillance dont il m'a honoré pendant tout mon séjour au laboratoire de l'École impériale polytechnique.

DU DATURA STRAMONIUM,

ÉTUDE SUR LA COMPOSITION CHIMIQUE DE SA FUMÉE.

INTRODUCTION.

Les plantes vireuses de la famille des solanées sont toutes douées de propriétés énergiques, qui en font des remèdes précieux en même temps que des poisons terribles. Chacune d'elles a eu son temps de vogue à l'exclusion des autres : la Mandragore qui, au moyen âge, jouissait d'une si grande réputation, ne trouve plus guère sa place que dans les ballades des poëtes; l'usage du Tabac s'est trop répandu pour que la médecine songe à tirer parti de ses propriétés. La Belladone, le Datura stramonium et la Jusquiame sont seuls employés aujourd'hui, et bien qu'ils jouissent tous trois de propriétés identiques, la Belladone l'emporte. Est-ce pour quelque vertu particulière qui ne se retrouve pas dans les autres ; est-ce parce que le Datura est deux fois plus actif, et que la Jusquiame l'est deux fois moins? Oserai-je enfin me demander si la mode, qui étend son influence sur les choses même les plus sérieuses, ne serait pas aussi pour quelque chose dans son emploi plus répandu aujourd'hui? Les praticiens qui sont à même de comparer leurs effets, sont plus aptes que moi, bien certainement, à trancher cette question; mais les avis d'un grand nombre d'entre eux, dont les témoignages sont des autorités respectables, sont tellement partagés, que le doute est bien permis.

Quoi qu'il en soit, il est une manière d'administrer le Datura qui produit, dans certaines affections, des effets tellement supérieurs à ceux de la belladone administrée de la même manière, que personne ne peut songer à contester sa supériorité d'action dans ce cas ; je veux parler de la fumée du Datura.

La fumée agit-elle parce qu'elle contient le même principe actif que la plante fraîche; ce principe est-il modifié, ou est-ce un corps nouveau prenant naissance pendant la combustion sans le secours du premier?

Telles sont les questions que je me suis proposé de traiter dans ma dissertation inaugurale ; questions très-intéressantes au point de vue de la thérapeutique et à celui de l'action du feu sur les substances végétales.

Avant d'aborder l'étude de la fumée du Datura, j'ai dû rechercher les principaux travaux faits sur cette plante, sur son mode d'action, sur l'usage qui en a été fait, et le principe auquel elle doit ses propriétés.

Le résumé de ces travaux formera la première partie de cette thèse.

Le Datura y sera successivement examiné aux points de vue suivants :

I. Botanique.
II. Historique. — Ses usages dans différents pays et à différentes époques.
III. Histoire du principe actif. — Ses divers modes d'extraction.
IV. Effets physiologiques.
V. Emploi médical du Datura stramonium. — Emploi de sa fumée.

Dans la seconde partie, je traiterai de la distillation sèche des feuilles de Datura, de leur combustion dans une pipe, des produits fournis par ces deux opérations.

Si je n'ai pu atteindre complétement le but que je m'étais proposé, au moins mon travail pourra-t-il servir à ceux qui voudront entreprendre des recherches analogues, en leur épargnant bien des déceptions; si mes espérances, peut-être trop ambitieuses, ne sont pas entièrement comblées, je prie mes juges et les personnes qui ont bien voulu m'honorer de leur bienveillance, de tenir compte des difficultés de l'entreprise, n'ayant aucun travail analogue pour me guider dans mes recherches, et des circonstances indépendantes de ma volonté, qui me forcent à publier un peu trop tôt les résultats de mes expériences, résultats que j'espère pouvoir mettre à profit, si les loisirs de ma profession me permettent de continuer et d'étendre cette étude.

PREMIÈRE PARTIE.

I.

BOTANIQUE.

Le genre Datura (*Solanées*, J. ; *Pentandrie monogynie*, L.) comprend un grand nombre d'espèces et de variétés appartenant à différentes contrées et jouissant toutes de propriétés analogues, mais à des degrés variables ; les espèces les plus connues sont :

1° Le Datura stramonium, qui croît à l'état sauvage dans toute la France, dans les lieux incultes. La tige, haute d'un à deux mètres et rameuse, porte des feuilles pétiolées, larges, anguleuses, sinuées sur le bord et à dentures aiguës ; elles possèdent, ainsi que toute la plante, une odeur vireuse et nauséabonde, surtout quand on les froisse. Leur saveur est âcre et amère ; sèches, elles perdent en grande partie leur odeur et presque leur saveur, mais non leurs propriétés.

Les fleurs, qui apparaissent en juin et juillet, ont un calice tubuleux, caduc, à cinq divisions. La corolle est blanche, très-longue, à cinq plis ; elle renferme cinq étamines et un style. Le fruit est une capsule ovale, verte, charnue, à quatre angles arrondis et à quatre valves ; elle est à deux loges, bien qu'elle en présente quatre à la partie inférieure, mais cela tient au placenta très-développé qui remplit chaque loge et la divise imparfaitement en deux parties. Les placentas sont recouverts entièrement de semences assez grosses, réniformes, comprimées, un peu rugueuses et noires. La capsule est complètement recouverte de piquants, ce qui a fait donner d'abord au fruit, puis à la plante tout entière le nom de *Pomme-Épineuse.*

2° Le Datura ferox, dont la corolle est petite et le fruit couvert de piquants plus nombreux et plus forts que ceux du Datura stramonium.

3° Le Datura fastueux (*Dat. fastuosa*, L.), originaire de l'Égypte et de l'Arabie. Il a une corolle très-développée, de couleur blanche en dedans, violette en dehors. On le cultive en France comme plante d'ornement, on lui donne le nom de *Trompette du Jugement dernier.* Son fruit globuleux est souvent privé d'épines qui sont remplacées par des gibbosités.

4° Le Datura à fruits lisses (*Dat. lævis*), à capsules glabres, dépourvu de piquants et de tubercules.

5° Le Datura métel (*Dat. metel* ou *methel*), à grandes fleurs blanches placées dans les bifurcations des rameaux. Originaire de l'Inde, c'est le seul Datura qu'on y emploie.

6° Le Datura en arbre (*Brugmansia suaveolens, Dat. arborea*, Z.). La seule des plantes du genre Datura qui soit douée d'une odeur agréable; elle nous a été apportée du Pérou. On la cultive dans nos jardins à cause de ses fleurs blanches, longues de 24 à 27 centimètres sur 14 à 16 de diamètre à l'ouverture; elles répandent, surtout le soir, une odeur très-agréable.

7° Le Datura bicolor (*Brugmansia sanguinea*) des montagnes du Mexique, où on le nomme *bocochevo;* on le cultive en France pour sa fleur verte à la base, jaune sur son milieu, d'un rouge vif sur le limbe.

Tous ces Daturas jouissent de propriétés analogues qui les font employer aux mêmes usages dans les différents pays où ils croissent; en France, on n'emploie que le Datura stramonium; aux Indes, le Datura métel, etc.

II.

HISTORIQUE. USAGES DANS DIFFÉRENTS PAYS ET A DIFFÉRENTES ÉPOQUES.

Il est probable que le Datura stramonium a été connu des anciens; une plante aussi active a dû être remarquée dès la plus haute antiquité; mais il nous est impossible aujourd'hui, malgré les doctes discussions qui ont déjà eu lieu à ce sujet, de savoir si Dioscoride et Pline ont réellement décrit le Datura. Les plantes de la famille des solanées ont un tel air de parenté, une telle analogie de propriétés, qu'il nous est difficile de dire si ce qu'ils entendent par strychnon manicos, solanum, etc., doit s'appliquer au Datura, à la belladone, ou à la mandragore, bien qu'on ait voulu faire venir stramonium du strychnon manicos de Dioscoride. Anguillara voit dans le Datura l'ἱππομανὲς de Théocrite, mais les preuves n'en paraissent pas suffisantes.

On a prétendu récemment que le Datura stramonium nous avait été rapporté, vers le milieu du XVIIIe siècle, de l'Amérique septentrionale. On se fondait surtout sur ce qu'il ne figure pas dans le *Botanicon* de Vaillant, publié en 1722; mais bien d'autres plantes, qui appartiennent, de toute antiquité et d'une manière bien certaine, à la Flore française, n'y figurent pas davantage; on ne peut donc admettre cette absence comme une preuve de sa non-existence en France à cette époque.

Ce qui vient bien donner à cette absence le caractère d'un oubli, c'est que dans la *Pharmacologie* de Samuel Dale (4e édition, publiée en 1739), on trouve, à propos du stramonium, cette citation tirée de l'*Historia plantarum* de Raïus, imprimée en 1686 : « Semen in pulverem redactum, et in potu exhibitum, mentem turbat et alienat, insaniam quamdam viginti quatuor horas durantem inducens. Miser, qui eum hausit, diù velut mente alienatus remanet, aut ridens, aut ejulans, aut dormiens, plerumque etiam, alteri colloquens et respondens, ut interdum etiam sanâ mente esse credas, tametsi mentis

» non sit compos, neque eum agnoscat, cum quo sermones confert, et » colloquii habiti plané sit immemor, postquam ad se reddit (Samuel » Dale, *Pharmacologia*, p. 203). »

Les effets produits par le Datura stramonium sont si nettement décrits dans cette citation, qu'il est impossible de supposer la plante peu connue à cette époque, de beaucoup antérieure à Vaillant.

Plusieurs Daturas d'Amérique ont été décrits par Sieber, un entre autres, comme étant le Datura stramonium; mais Schwartz ne l'a jamais rencontré dans les lieux désignés; il n'a trouvé qu'une espèce fort voisine du Datura ferox, et lui a donné le nom de Datura pseudo-stramonium.

L'opinion la plus généralement adoptée, à en juger par le grand nombre d'auteurs qui la répètent, et qui semble assez probable, est que le Datura stramonium nous fut apporté au moyen âge par les Zingari, tribu vagabonde de Bohémiens venant du fond de l'Asie. Le nom de Datura, tiré évidemment de l'arabe *Datora*, *tâtôrâh*, semble confirmer cette opinion.

Il est bien certain que ce ne fut pas à l'usage médical que le stramonium fut d'abord appliqué, car nous le voyons jouer un trop grand rôle dans les histoires de sorciers et de devins.

Les sorciers employaient la semence du Datura pour produire, chez les dupes qu'ils exploitaient, des visions fantastiques qui les faisaient assister aux scènes du sabbat. Grâce au même moyen, ils communiquaient la connaissance des choses secrètes à ceux qui cherchaient à découvrir des trésors enfouis dans la terre. Cet emploi lui fit donner les noms d'herbe aux sorciers, herbe au diable, noms qui ont été donnés à bien des plantes dans ces siècles d'ignorance, où tout ce qui frappait l'imagination par ses effets était attribué à quelque puissance surnaturelle. Les enchanteurs l'administraient sous différentes formes aux amants pour leur procurer des jouissances imaginaires, ce qui s'explique facilement par sa vertu aphrodisiaque ; aussi le voyons-nous figurer dans presque toutes les recettes de philtres. A une époque moins reculée, on a poursuivi une société de voleurs, connus sous le nom d'endormeurs ; ils mêlaient du tabac à la poudre de Datura, puis dans les lieux publics, dans les voitures, ils se plaçaient à côté des gens auxquels ils offraient fréquemment du tabac, et dès qu'ils les voyaient assoupis ou délirants, ils les dépouillaient.

Ces propriétés stupéfiantes ou délirantes du stramonium se retrouvent dans les autres plantes du même genre; aussi ont-elles été employées, et le sont-elles encore, dans des buts analogues dans les pays qui les produisent. Ainsi Faber, dans la *Strychnomania* (p. 33), nous dit comment avec le Datura métel les Indiens, sous le nom de bangues, les Arabes et les Turcs, sous le nom de maslac ou mastlac, préparent des philtres amoureux.

Les fruits du Datura métel jouissent aux Indes orientales, sous le nom de noix de métel, d'une réputation qui date de loin, ainsi que le prouve ce passage de Belon, en parlant du métel : « Jovius escri» vant à l'empereur Seleim, dict qu'il avoit quelquefois accoutumé » manger d'une semence qui rend les gens joyeux, et oste la mémoire » des choses qui rendent les hommes pensifs et molestez des choses » humaines; que quelques heures après que on en a mangé, on ne » demande qu'à se resiouyr, et ne permet qu'on se soucie de penser » quelque chose qui rende l'esprit tourmenté. » (Belon, *Singularités*, p. 460.)

La vertu soporifique et enivrante des graines de métel est encore bien connue des Orientaux modernes qui les mêlent à de l'opium pour le fumer.

Lors de la conquête du Mexique, la prêtresse du soleil, dans la ville de Sagamosa, mangeait des graines d'un Datura pour se procurer une extase prophétique. On fait encore usage dans ce pays d'une boisson nommée tonga par les naturels, burlado (facétieux) par les Portugais. Elle est préparée avec les fruits du Datura bicolor (*Brugmansia sanguinea*). Si on la prend délayée, elle cause un délire gai, des hallucinations auxquelles succède une douce somnolence; si elle est concentrée, le délire est furieux ; mais on le calme en faisant avaler une grande quantité d'eau froide.

III.

HISTOIRE DU PRINCIPE ACTIF DU DATURA. — LES DIVERS MODES D'EXTRACTION.

L'analyse du Datura stramonium à l'état frais a été faite par Promnitz; il a trouvé pour composition :

Fibre ligneuse.	3,15
Matière extract. gommeuse.	0,58
— extractive.	0,60
Fécule verte.	0,64
Albumine.	0,15
Résine.	0,12
Phosphates et autres sels à base de chaux et de magnésie.	0,23
Eau.	93,25
Perte.	1,28
	100,00

(Promnitz, *Syst. de mat. medic.* de Pfaff.)

A cette composition, résultat d'une analyse déjà ancienne, il faut ajouter l'acide malique qui est combiné au principe actif et à d'autres bases, ainsi que l'ont démontré Brandes, Geiger et Hesse, Ranque et Simonin; plus du nitrate de potasse qui s'y trouve toujours, mais en proportions variables, suivant le sol de végétation de la plante.

Voyons maintenant quel est le principe actif du Datura, principe auquel on doit rapporter son action sur l'économie.

On crut pendant fort longtemps que toutes les plantes vireuses de la famille des solanées devaient leurs propriétés à un même principe. M. Desfosses annonça le premier avoir retiré de diverses solanées un alcali organique, la solanine, identique dans toutes les solanées qu'il venait de travailler. M. Morin le retrouva dans les fruits du solanum mammosum; MM. Payen et Chevallier dans ceux du solanum verbascifolium. En 1819, Brandes, après avoir isolé les bases alcalines des diverses solanées vireuses, leur donna les noms d'atropine, daturine, hyosciamine, du nom des plantes d'où elles étaient extraites. Dans une thèse soutenue à Paris en 1825, M. Pauguy dit avoir extrait l'atropine des racines de belladone, et ensuite du Datura, de la morelle et de la jusquiame. En 1828, Ranque et Simonin font quelques essais d'analyse sur la belladone et arrivent à obtenir le malate d'atropine.

En 1832, Geiger et Hesse obtenaient les alcalis du datura et de la belladone dans le plus grand état de pureté, en même temps que Mein, pharmacien allemand, et Simes, des États-Unis d'Amérique, présentaient les résultats de leurs travaux sur le même sujet.

Malgré les nombreux travaux entrepris sur les bases alcalines des solanées, et les grands noms de leurs auteurs, il règne encore sur ce sujet une certaine obscurité. Les uns voient dans les différentes plantes différents alcalis, les autres leur trouvent des caractères tellement identiques, qu'ils les considèrent tous comme n'étant qu'un seul et même corps. Ainsi, l'alcali retiré du Datura et de la belladone, la daturine et l'atropine seraient la même chose, du moins c'est ce que tendent à faire croire les travaux de Planta, et les analyses faites sur les sels des alcalis retirés des deux plantes donnent exactement les mêmes résultats. — M. Gerhardt semble se ranger de l'avis de Planta et de Liebig. — M. Tromsdorff, au contraire, reconnaît à chacun de ces corps des propriétés différentes, et se fonde surtout sur le plus ou moins de facilité à cristalliser que présentent leurs sels, pour les distinguer. A l'Exposition universelle, il m'a été facile de voir, à travers les glaces de la vitrine de M. Tromsdorff, de magnifiques échantillons d'atropine et de daturine, ayant chacun un aspect différent, mais c'est tout ce qu'il m'a été permis de constater.

Geiger et Hesse ne semblent pas les considérer comme un corps unique, car ils reconnaissent à la daturine la propriété d'être moins altérable dans l'eau aérée, que l'atropine et l'hyosciamine.

D'après les analyses faites par Planta, et celles de Liebig, qui donnent exactement les mêmes résultats, la daturine ou atropine a pour composition : $C^{34} H^{23} Az O^{6}$.

Elle est solide, et se présente sous la forme d'aiguilles incolores, soyeuses et réunies en aigrettes. Par l'évaporation lente de sa solution alcoolique, elle s'obtient en masse diaphane ayant l'aspect du verre, mais si on la tient humectée pendant quelque temps, elle prend la forme cristalline. Elle est soluble dans 280 parties d'eau froide et dans 72 d'eau bouillante. Elle se dissout très-bien dans l'alcool et moins bien dans l'éther. Les solutions de daturine évaporées à l'air s'altèrent en partie en prenant une odeur nauséabonde ; une partie devient incristallisable, il faut alors la traiter par un acide et le charbon animal, puis la précipiter de nouveau, pour l'obtenir cristallisée.

Quand on la chauffe, elle fond, entre 90 et 100°, en une huile incolore qui surnage l'eau. A 140° elle se sublime en partie, une petite quantité est seule décomposée.

Il est dit dans tous les traités de chimie que la vapeur d'eau n'entraîne pas la daturine, quand on évapore des dissolutions aqueuses qui en contiennent ; cependant, quand, dans les laboratoires de pharmacie, on prépare les extraits de Datura ou de belladone, les personnes qui se trouvent exposées à la vapeur éprouvent presque toujours des maux de tête, de la pesanteur, les pupilles sont dilatées, etc... J'ai distillé 100 grammes d'eau avec 2 décigrammes de daturine parfaitement pure, ayant recueilli environ 50 grammes de produit, l'iodure de potassium ioduré produisait un précipité sensible, le chlorure de platine indiquait également la présence d'un corps étranger. Pour moi, l'entraînement de la daturine par la vapeur d'eau ne fait pas le moindre doute.

Les acides se combinent avec facilité à la daturine, en donnant des sels qu'il est quelquefois bien difficile d'obtenir cristallisés, la solution se changeant en une masse visqueuse qui se colore fortement à l'air.

La daturine et ses sels sont amers, extrêmement vénéneux ; ils sont d'autant plus redoutables, que leur absorption se fait avec une très-grande rapidité, et que leurs effets délétères se font sentir immédiatement ; ils déterminent dans le palais une constriction pénible, dilatent la pupille, causent des maux de tête, des vertiges, et même la mort ; ils produisent avec plus d'intensité tous les effets du Datura ; on doit donc considérer la daturine comme étant réellement le principe actif contenu dans le Datura.

Tromsdorff (*Archives de chimie*, XVIII, p. 81) a donné le nom de stramonine à une substance neutre, non azotée, qui cristallise dans l'huile qui se sépare, dans la préparation de la daturine, au moyen des graines de Datura stramonium.

L'extraction de la daturine est une opération qui demande les plus grands soins ; sa solubilité, son altérabilité par la chaleur, ou simplement par son contact avec l'air et l'eau, sont autant de difficultés à vaincre ; aussi voyons-nous un grand nombre de procédés employés pour sa préparation.

La daturine se rencontre dans toutes les parties de la plante ; les semences en contenant une plus grande quantité, ce sont elles qui sont employées le plus ordinairement : après avoir passé les semences au moulin, on les traite par l'alcool concentré et on abandonne la solution pendant quelques heures avec de la chaux caustique, en agitant de temps en temps ; on filtre et on verse dans la liqueur un léger excès d'acide sulfurique. Après avoir chassé par la distillation les neuf dixièmes de l'alcool, on enlève avec une pipette l'huile épaisse et jaunâtre qui nage à la surface du résidu. C'est dans cette huile que se trouve la stramonine. Le résidu est étendu d'un peu d'eau ; on y verse un excès de carbonate de potasse, qui précipite la daturine en flocons, que l'on presse entre des doubles de papier joseph, jusqu'à ce qu'ils n'absorbent plus de liquide. La matière desséchée est traitée par l'alcool anhydre, ou un mélange d'alcool et d'éther ; la solution est filtrée, le dissolvant retiré par la distillation, et le résidu dissout dans l'acide sulfurique dilué ; on y ajoute son poids d'alcool et on traite par le noir animal, jusqu'à parfaite décoloration. Après quoi on distille pour retirer l'alcool, et au moyen du carbonate de potasse en dissolution concentrée, on sépare la daturine du sulfate de daturine. Le précipité floconneux, bien exprimé, est séché, dissout dans quatre à cinq fois son poids d'alcool anhydre, et la solution, filtrée, mêlée avec de l'eau jusqu'à ce qu'elle commence à se troubler, est ensuite évaporée à une douce chaleur dans un vaisseau ouvert.

Tel est le procédé donné par Geiger (*Annales de Liebig*, VII, p. 269), il est long, mais on arrive à avoir la daturine très-pure.

Vauquelin (*Annales de Chimie*, t. 72) conseille d'employer l'hydrate de magnésie de préférence à la chaux, à laquelle il croit la propriété de modifier le principe actif de telle sorte qu'on ne peut plus l'obtenir cristallisé. Je me suis servi de l'une et de l'autre, et chaque fois j'ai sensiblement obtenu les mêmes résultats.

M. Rabourdin opère l'extraction de la daturine des feuilles fraîches au moyen du chloroforme. Il prend le Datura au moment où il commence à fleurir; après l'avoir pilé et soumis à la presse pour en extraire le suc, il chauffe celui-ci jusqu'à 80° ou 90° pour coaguler l'albumine et l'on filtre. Le suc clarifié et refroidi est agité avec 30 grammes de chloroforme et 4 grammes de potasse caustique par litre. Le chloroforme se charge de daturine, et se dépose au fond du flacon sous la forme d'une huile verte. On recueille ce dépôt, on l lave : le chloroforme est séparé par distillation, le résidu repris par l'eau acidulée par l'acide sulfurique qui dissout la daturine, en laissant une matière résineuse verte. Le sel de daturine est traité par une dissolution concentrée de carbonate de potasse; on purifie par des cristallisations réitérées dans l'alcool.

Il est bon de noter ici une observation que j'ai été à même de faire en suivant ce procédé : ce n'est pas seulement dans la couche de chloroforme que se trouve la daturine, mais surtout dans le dépôt très-volumineux et très-léger qui se forme après quelques jours. Auss est-il bien préférable, après avoir enlevé le chloroforme au moyen d'une pipette, et opéré sa distillation, de recueillir sur un filtre le précipité en suspension dans le suc de Datura, de le bien sécher et de le joindre au premier résidu, pour les traiter ensemble par l'acide sulfurique dilué. On retire aussi trois fois plus de daturine qu'en n'opérant que sur le chloroforme.

IV.

EFFETS PHYSIOLOGIQUES.

Maintenant, que nous avons vu quel est le principe auquel le Datura doit ses propriétés, voyons quels sont les effets produits par son administration, et la manière de les combattre quant ils sont exagérés.

Le Datura stramonium agit d'une manière bien prononcée sur l'économie; pris à dose modérée, il produit de légers vertiges, l'énergie musculaire est diminuée, on éprouve une fatigue générale, de la propension au sommeil, la pupille est dilatée, et la vue un peu troublée. — A dose plus élevée, on éprouve un sentiment de faiblesse et d'affaissement plus grand, de la stupeur, du délire furieux, triste ou gai, qui s'accompagne presque toujours d'hallucinations singulières, de visions fantastiques; les gestes sont bizarres, les mouvements convulsifs; on est dévoré d'une soif ardente, sécheresse et constriction très-douloureuse du pharynx; malgré la tendance au sommeil, il est impossible de dormir; il arrive fréquemment que la vue est tellement troublée, qu'il est impossible de percevoir les images, que la cécité devienne complète et dure plusieurs jours. — Quand l'intoxication doit être fatale, à l'extrême agitation succède le collapsus, le cerveau devient le siége d'une congestion qui produit la somnolence, le ventre est météorisé, des signes d'inflammation s'y manifestent, le corps se refroidit, et après dix ou quinze heures la mort arrive.

D'après les effets produits dans l'économie par le Datura stramonium, on doit le ranger parmi les poisons narcotico-âcres, car il agit sur le cerveau et quelques autres parties du système nerveux, à la manière des poisons narcotiques, et à l'autopsie, il est facile de voir que les vaisseaux du cerveau sont gorgés de sang, que les poumons sont d'une couleur violette, ou d'un rouge plus foncé que dans l'état naturel, que leur tissu est plus serré, distendu et ne présentant pas de crépitations. D'autre part, on trouve souvent dans l'estomac des preuves manifestes d'irritation locale; cette irritation est très-variable en intensité, et en général ne doit pas être considérée comme la principale cause de la mort; quelquefois même, elle est si faible, qu'un certain nombre de médecins refusent de l'admettre, et rangent le Datura parmi les poisons narcotiques.

Quand un empoisonnement a été causé par le Datura, et s'il s'est écoulé peu de temps depuis l'ingestion, on est en droit, malgré la rapidité d'absorption du principe actif, de supposer qu'une partie au moins est encore dans l'estomac; on doit alors solliciter le vomissement par tous les moyens mécaniques : une barbe de plume, le doigt, etc. On fait avaler une grande quantité d'eau tiède au malade, tout en lui administrant de l'ipécacuanha : éviter l'emploi du tartre stibié qui vient ajouter un effet hyposthénisant à celui du Datura, qui est lui-même un puissant hyposthénisant. Les vomissements obtenus, il faut combattre le poison absorbé par des stimulants, tels que l'éther, l'ammoniaque, des sinapismes aux extrémités inférieures. On doit aussi chercher à neutraliser celui qui n'aurait pas été expulsé de l'estomac, bien qu'il n'existe aucun contre-poison proprement dit du principe actif, comme il forme avec les tannins des composés insolubles ou peu solubles, on devra administrer une infusion de noix de galle ou de tannin : le café agissant à la fois par son tannin, et, comme stimulant, devra être donné en infusions chaudes et concentrées, à plusieurs reprises. Enfin, on devra faire prendre, par demi-verre, une solution d'iodure de potassium iodurée, préparée avec

Iodure de potassium.	4 décigrammes.
Iode	3 —
Eau.	1 litre.

M. Bouchardat assure en avoir obtenu de fort bons résultats. L'agitation et le délire se calment par des affusions froides sur la tête.

Quand la dose du poison n'est pas trop considérable, et que les effets sont combattus assez à temps, en général les symptômes alarmants se dissipent promptement, mais la dilatation des pupilles ne cède qu'après plusieurs jours, quelquefois même après plusieurs semaines; on a vu des malades rester dans un état d'idiotisme plus ou moins prononcé, avec paralysie complète ou partielle pendant fort longtemps.

V.

EMPLOI MÉDICAL DU DATURA STRAMONIUM. — EMPLOI DE SA FUMÉE.

Ainsi que nous l'avons vu, le Datura fut d'abord exclusivement employé par les sorciers et les enchanteurs; il est probable, cependant, que quelques Bohémiens s'en servirent pour guérir; mais comme ils avaient le soin de conserver leurs secrets, qui se transmettaient de génération en génération, on ne peut le considérer comme faisant partie du domaine médical avant 1762, époque à laquelle Storck essaya d'en utiliser les propriétés. Les premiers essais portèrent sur des cas de folie, d'épilepsie et de danse de Saint-Guy; après lui, Othélius, médecin de l'hôpital de Stockholm, l'employa dans le même sens, et, dans le plus grand nombre des cas, ils réussirent, sinon à obtenir toujours une guérison parfaite, du moins à amener un soulagement notable. Il est assez curieux de voir que le premier emploi thérapeutique du Datura ait été dirigé vers des maladies qui, dans certains cas, présentent une grande analogie avec quelques-uns des effets que produit son administration à l'homme sain.

Depuis cette époque, on a bien étendu ses applications : dans les cas de rhumatisme en général, interarticulaires, articulaires chroniques, dans les sciatiques chroniques, la goutte, les névralgies, les douleurs, quelles qu'en soient la cause et la nature, on emploie avec succès le Datura stramonium, soit en teinture, en extrait, à l'intérieur ou à l'extérieur, en cataplasmes, lotions, etc...

Marcet et Beghie (*Répert. génér. des Sc. méd.*) ont inféré de leurs observations sur l'emploi thérapeutique du Datura stramonium, qu'il possède une propriété calmante, qui se manifeste dans les cas où la belladone et l'opium ont échoué, et, de plus, ses propriétés calmantes ne sont pas accompagnées de constipation. Sans faire de fanatisme en faveur du Datura, je crois que sa place comme calmant, à côté de l'opium et de la belladone, est assez belle pour dispenser d'observations qui pourraient paraître exagérées; mais c'est chez les asthmatiques que l'on peut le mieux en constater les bons effets, et il est rare que le médecin éprouve une déception après en avoir prescrit l'emploi.

Dans le traitement de l'asthme, des affections spasmodiques des organes respiratoires, des toux nerveuses qui s'accompagnent ou non de lésions organiques du larynx ou des poumous, la belladone ou le Datura administrés à l'intérieur ont presque toujours apporté du soulagement; mais les résultats qu'ils produisent administrés en nature ne peuvent être comparés à ceux qu'on obtient en faisant fumer la feuille sèche, et c'est surtout de cette manière qu'on l'emploie.

On fume les feuilles sèches de Datura stramonium soit à l'aide d'une pipe, soit avec de petites cigarettes de papier. Comme l'odeur de sa fumée n'est pas agréable, on conseille quelquefois de mélanger le Datura à des plantes aromatiques telles que la sauge; cette addition n'ajoute rien aux effets, et fort peu d'agréments à la fumée. Pour les hommes qui font habituellement usage du tabac, on mêle le Datura haché avec le tabac: on emploie aussi les cigarettes d'Espic qui eurent une assez grande vogue, et dans lesquelles le Datura est allié à d'autres solanées vireuses, au phellandrium et à l'opium.

On peut encore mettre les feuilles sur des charbons ardents et en répandre la fumée dans la chambre du malade, ou lui faire respirer la vapeur d'une décoction de Datura; mais outre que la médication est moins énergique, il y a quelquefois impossibilité de l'employer: en effet, dans les accès d'asthme quand la suffocation est extrême, la vapeur gêne la respiration, et le remède devient insupportable.

Le Datura stramonium se fume à la dose de 1 gramme de feuilles sèches et on peut répéter la fumigation plusieurs fois dans la même journée suivant les besoins. Cette dose de 1 gramme de Datura, indiquée par M. Trousseau, est bien souvent dépassée ; bien des fois j'ai vu des malades dans les hôpitaux en fumer dès le premier jour 8 et 10 grammes sans accident, mais ordinairement après avoir fumé la première pipe, ils éprouvent un malaise analogue à celui que ressentent les fumeurs de tabac à leur début. Il ne faut pas toutefois abuser de ce médicament, et pour plusieurs raisons ; d'abord, parce que si dans les premiers temps de son emploi, on retire des effets salutaires d'une très-petite quantité de Datura fumé, peu à peu on s'y habitue et on est forcé d'augmenter la dose pour obtenir le même soulagement ; ensuite, la fumée de Datura contient, comme on le démontrera dans la seconde partie, une substance toxique qui peut amener des accidents quand on en absorbe une trop grande quantité.

L'usage de fumer le Datura en Europe date de 1802. Avant cette époque il était connu aux Indes orientales où on l'employait pour guérir l'asthme. Anderson, médecin à Madras, en fit parvenir au docteur Sims qui en popularisa l'emploi en Angleterre où les asthmes sont fort communs ; les bons résultats qu'on en obtint ne tardèrent pas à être connus en France, et bientôt la vertu de la fumée du Datura fut connue de tous les malades atteints de cette maladie.

Ici nous devons faire remarquer avec M. Trousseau, que par asthmatiques, nous n'entendons pas les malades atteints d'une difficulté de respirer permanente et liée évidemment à une lésion matérielle et inamovible des organes de la respiration ou de la circulation, mais bien d'une dyspnée souvent extrême, intermittente ou rémittente, dyspnée que n'explique aucune lésion appréciable du cœur ou des poumons, dyspnée toute nerveuse et qui peut se montrer aussi comme phénomène accessoire et non nécessaire dans les diverses affections de la poitrine.

Dans les accès d'asthme, tels qu'ils viennent d'être définis, la fumée du Datura produit des effets qui tiennent presque du prodige ; quelques bouffées de fumée suffisent quelquefois pour faire cesser immédiatement un accès qui prenait un caractère effrayant. « Nous avons » vu deux fois, disent MM. Trousseau et Pidoux, des dyspnées intermit-

» tentes durant depuis fort longtemps, et revenant chaque nuit avec » une opiniâtreté désespérante, se guérir complétement par l'usage de » la fumée du Datura ou de la belladone. Souvent aussi, nous avons, » sans guérir parfaitement le malade, produit une amélioration qu'au- » cune médication n'avait obtenue. »

M. Bretonneau, après avoir administré du Datura à l'intérieur, contre l'asthme nerveux, pour prévenir le retour de la maladie, compte plutôt, pendant l'accès, sur la fumée de ses feuilles.

A la suite de Sims, English, Kriemer, Laënnec, on pourrait citer une foule de faits où la vertu de la fumée du Datura est bien constatée, je me contenterai de rapporter deux observations : l'une, qui m'intéresse d'autant plus vivement, que c'est à sa suite que m'est venue l'idée d'examiner la composition chimique de la fumée du Datura stramonium ; l'autre, dont j'ai été également témoin, grâce à l'obligeance de mon excellent ami et collègue, E. Winsback, dans le service duquel se passait le fait, montre les bons effets du Datura fumé à dose modérée, et en même temps les accidents qui peuvent survenir quand on en abuse.

Première observation. — Le lit n° 13 de la salle Saint-Paul, à l'hôpital de la Pitié, est occupé par M. L..., âgé de trente-cinq ans. Ce malade eut, à l'âge de quatorze à quinze ans, un épanchement pleurétique, à la suite d'une longue course suivie de refroidissement. L'épanchement disparut assez promptement, grâce à un traitement énergique approprié, mais à partir de cette époque, L... éprouva de la difficulté à respirer ; un peu plus tard, survinrent des crises douloureuses avec suffocation, envies de vomir, sueurs froides, etc..., ces crises se terminaient le plus souvent par une expectoration très-abondante. Au commencement les crises étaient très-éloignées, et duraient plusieurs jours, puis les accès se rapprochèrent, et leur durée restant la même, le malade était presque continuellement dans l'état le plus alarmant. Entré, en 1848, à l'Hôtel-Dieu, il séjourna dans plusieurs hôpitaux où il fut soumis à différents traitements. En 1854, il entra dans le service de M. Nonat, à la Pitié, et c'est là que je pus le voir, et examiner les effets de la fumée du Datura.

A son entrée, il était continuellement oppressé, il lui était impossible de rester couché, et c'est à peine s'il pouvait reposer une heure dans la nuit ; on essaya la saignée, les purgatifs, les pilules balsamiques, composées d'extrait de stramonium, de gomme ammoniaque et de savon amygdalin. Après quelque temps, il n'y avait pas le moindre changement, les jambes étaient infiltrées, ainsi que les cuisses; on ordonna la fumée des feuilles de Datura, à la dose d'une pipe pour commencer. Dès le premier jour de ce traitement, il éprouva moins de difficulté à rester au lit, la suffocation fut moins grande, les expectorations plus faciles, et il put reposer plusieurs heures pendant la nuit. Heureux de ce changement dans sa position, il supplia M. Nonat de lui donner à fumer une plus grande quantité de Datura; après quelques jours il en fumait trois et quatre pipes, son état était considérablement amélioré; il n'éprouvait de la gêne que pendant environ une heure de la nuit, et pour lui, c'était presque une guérison. Un jour, à dessein, et après en avoir demandé l'autorisation à M. Nonat, que je ne saurais trop remercier de la bienveillance qu'il m'a témoignée pendant mon séjour dans son service, je ne remis pas à L... sa provision de feuilles, et il ne put fumer son Datura ; l'accès d'asthme revint la nuit avec une intensité beaucoup plus grande que d'ordinaire, et dura cinq heures; le jour suivant, il fuma, et l'accès fut réduit à une heure. Depuis il continue à fumer, et la maladie reste stationnaire; si le malade a une course à faire, il prévient la crise qui doit en résulter infailliblement pour lui, s'il ne fume une plus grande quantité de feuilles, et ce moyen lui réussit presque toujours. Aujourd'hui (6 décembre 1856) je reçois une lettre de ce malade; entré il y a peu de temps au dépôt de Villers-Coterêts, département de l'Aisne, il me conjure de lui envoyer des feuilles de Datura ; si je ne viens à son secours, dit-il, il va mourir, car on ne lui donne pas ce médicament à l'asile, et l'argent lui manque pour s'en procurer à la ville ; ses crises sont maintenant de deux heures, car il est obligé de réduire sa ration journalière de Datura, et d'y mêler du tabac, ce qui ne lui produit pas le même effet.

Seconde observation. — Une femme de cinquante ans environ est atteinte depuis plusieurs années d'un asthme qui lui cause des accès très-pénibles, surtout la nuit. Dans le mois de septembre 1855, les accès dont elle est tourmentée deviennent plus fréquents et beaucoup plus intenses, si bien qu'il lui arrive fréquemment de ne pouvoir se coucher, et qu'elle passe plusieurs nuits de suite assise près d'une fenêtre ouverte, et encore n'est-elle que très-légèrement soulagée.

Exténuée de fatigue, elle entre à l'hôpital de la Pitié, et occupe le lit n° 30 de la salle Notre-Dame : plusieurs médicaments sont essayés pour faire cesser ou au moins diminuer la fréquence et l'intensité des accès, entre autres, tisane de polygala, oxymel scillitique, pilules de gomme ammoniaque, et enfin la fumée de Datura. On lui prescrivit d'en fumer tous les jours une pipe contenant environ 2gr.,50 de feuilles sèches de Datura. Dès le premier jour, l'accès fut beaucoup moins fort; quelques jours après, elle était extrêmement soulagée, elle pouvait dormir. La malade enchantée réclamant avec instance une dose plus élevée, on lui confie un paquet de 15 grammes de Datura, en lui recommandant d'en faire un usage modéré, et de ne fumer une seconde pipe que dans le cas où l'effet produit par la première n'aurait pas été suffisant. Dès le jour même, sous prétexte qu'elle sentait venir un accès, elle fume son Datura, et dans l'espace de quatorze heures, elle emploie les 15 grammes de feuilles en sept pipes. Le lendemain, à la visite, on la trouve dans un état d'excitation des plus singuliers, elle est loquace, agitée, le pouls est fort, la respiration cependant est moins fréquente qu'à l'ordinaire, les yeux largement ouverts, la pupille fortement dilatée. Elle raconte alors (et quand elle fut sortie de son état de narcotisme elle confirme ce récit) qu'elle a vu le chef de service entouré de ses élèves, avec leurs grands tabliers blancs, assis dans la salle autour d'une table et faisant un excellent repas composé de veau froid et de salade, etc., et autres histoires du même genre qu'elle continue de débiter, même quand on est hors de portée de l'entendre : il semble que chez elle la notion des distances est complétement perdue.

Cet état de narcotisme dura pendant plusieurs heures à ce degré élevé, malgré les affusions froides, et ne commença à se dissiper que vers le milieu du jour. Le soir, elle n'était pas encore revenue à son état normal; pendant plusieurs jours, elle éprouvait dans les membres, et surtout dans les jambes, une fatigue extraordinaire, mais son asthme ne la gênait plus. Elle refusa tous les autres médicaments, et on dut se borner à la fumée du Datura : on veilla seulement à ce qu'elle ne pût plus faire de semblables excès; pendant son séjour à l'hôpital, elle fuma une et parfois deux pipes par jour, soit au plus 5 grammes.

Le Datura stramonium n'a pas paru diminuer la maladie, il n'a que diminué l'intensité des accès, et c'est pour la malade un énorme soulagement.

DEUXIÈME PARTIE.

ÉTUDE SUR LA COMPOSITION CHIMIQUE DE LA FUMÉE DU DATURA STRAMONIUM.

INTRODUCTION.

Quand on soumet à une température graduellement croissante une substance du règne organique, les matières qu'elle contient, et qui sont susceptibles d'être vaporisées sans décomposition sont éliminées, tandis que celles qui ne jouissent pas de cette propriété sont décomposées. Leurs éléments constitutifs, dissociés et libres, tendent continuellement à former de nouvelles combinaisons volatiles qui ne conservent souvent plus aucun rapport avec les corps qui leur ont donné naissance. Les matières non volatiles préexistantes, et celles qui ne le sont pas assez pour échapper à la marche croissante de la chaleur, subissent une dernière décomposition quand l'air vient se mettre en contact avec leur surface incandescente; leur charbon est brûlé, il ne reste plus que les sels minéraux qui étaient disséminés dans le tissu organique.

Dans la décomposition par le feu d'une matière végétale, on peut donc considérer deux choses : 1° le résidu non volatilisé, composé de charbon contenant les sels minéraux, ou de cendres, suivant que l'air a ou n'a pas eu accès; 2° les produits volatilisés qu'il est facile de diviser en trois classes : de l'eau tenant en dissolution différentes substances, des matières très-complexes d'aspect goudronneux et des gaz.

Pour faire l'étude de la fumée du Datura il me fallait nécessairement étudier séparément les divers produits formés pendant la combustion. La matière active devait, suivant toutes les probabilités, se retrouver parmi les produits liquides ou solides, c'est donc tout d'abord vers cette série de produits que se porta mon attention. Je cherchai à condenser tout ce qui était susceptible de l'être, et malgré tous mes efforts et les essais multipliés entrepris dans ce but, il fallut y renoncer. La portion des matières non condensées, entraînées par les gaz, était une perte insignifiante pour moi tant que je ne m'occupai que de l'étude des matières liquides ou solides, mais quand je voulus faire l'analyse des gaz, les complications devinrent plus grandes, par suite de la séparation de ces matières pendant la série des opérations. Ce n'est qu'à la suite de nombreux et longs tâtonnements que je pus me débarrasser de ces matières empyreumatiques et entreprendre les analyses eudiométriques dont les résultats, venant se contrôler l'un l'autre, me donnèrent quelque confiance dans la composition trouvée.

Voici la manière dont je diviserai cette étude :

Combustion du Datura dans une pipe ; appareil destiné à fournir les produits liquides et gazeux de la fumée ;

Distillation sèche du Datura ;

Examen simultané des produits recueillis dans ces deux opérations, et comprenant :

1° Eaux empyreumatiques ;

2° Matières goudronneuses ;

3° Gaz ;

4° Résidu : charbon ou cendres ;

5° Alcalis se trouvant dans la fumée.

Le premier appareil dont je me servis pour l'étude de la fumée du Datura, se composa, dans le principe, d'un grand cône de tôle (fig. 1) ayant à peu près la forme d'une pipe, et pouvant contenir 250 grammes de feuilles de Datura, coupées, séchées à l'étuve entre 80° et 100°, et tassées modérément. Cette pipe était terminée à la partie inférieure par un tube de verre d'un assez grand diamètre, plongeant au fond d'un flacon de quatre litres environ ; une partie des produits condensables devait se réunir dans ce premier flacon. La fumée, amenée au fond du flacon, sortait à la partie supérieure par un tube qui la conduisait dans une série de flacons de Wolff, contenant, le premier de l'eau, le second de l'alcool, le troisième de l'acide sulfurique étendu, un quatrième de la potasse en dissolution. Ce dernier flacon communiquait à un appareil d'aspiration de Brunner, grand gazomètre de soixante litres rempli d'eau. L'appareil étant monté et la pipe chargée de feuilles de Datura sec, on plaçait quelques charbons allumés sur les feuilles, et on ouvrait le robinet placé à la partie inférieure de l'aspirateur, l'eau s'écoulait, et l'air ne tardait pas à rentrer en traversant la pipe et les flacons. La pipe était fermée à la partie supérieure par un couvercle en tôle, percé de trous, que l'on ouvrait ou fermait à volonté avec de l'argile, suivant que la combustion devait être excitée ou ralentie sur tel ou tel point. Le robinet d'écoulement réglait la force du tirage; je m'arrangeai de façon à entretenir simplement la pipe allumée, sans activer par trop la combustion, voulant par là me placer autant que possible dans les conditions du Datura fumé à la manière ordinaire.

La fumée, en vertu de sa pesanteur spécifique, occupait d'abord le fond du flacon, s'élevait, et, venant à se déverser par le tube supérieur, remplissait bientôt tout l'appareil. Quand toute l'eau de l'aspirateur était écoulée, il fallait nécessairement arrêter l'opération et recommencer. En faisant arriver l'eau dans l'aspirateur, les gaz qui s'en échappaient avaient encore une odeur très-forte, goudronneuse, ils avaient encore l'aspect de la fumée, le tube de verre qui reliait le dernier flacon à l'aspirateur, était souillé de produits goudronneux qui n'avaient pas été arrêtés par l'eau, l'alcool, l'acide et la potasse; je suivis alors l'avis de W. C. Zeize. Ce chimiste, dans l'étude qu'il fit de la fumée du tabac, remarqua qu'il était très-difficile, pour ne pas dire impossible, de condenser dans des liquides les matières goudronneuses entraînées : pour en condenser le plus possible, il faisait passer la fumée dans un large tube de verre rempli de fragments de verre, entouré d'un mélange réfrigérant; je plaçai un appareil semblable B immédiatement derrière le premier flacon, avant le passage de la fumée dans les liquides. Comme tout n'était pas encore condensé, je plaçai tout à fait à l'arrière un grand flacon F rempli de coton cardé, par le frottement que les gaz éprouvaient à travers cette haute colonne de matière poreuse, ils abandonnaient une quantité encore assez considérable de goudron, mais ils n'en étaient pas complétement dépouillés, car ils étaient encore nuageux à leur sortie de l'aspirateur. Après bien des essais de différents absorbants, je dus renoncer à faire complétement tout absorber; du reste, pour le moment, cela m'occupait fort peu; la perte de cette petite quantité de matière était insignifiante, comparée à ce qui se déposait dans le reste de l'appareil.

Quelques instants après la mise en marche du système, les parois du premier flacon A, se recouvrent de gouttelettes incolores qui ne tardent pas à prendre une forme cristalline, un peu plus tard ils se recouvrent ainsi que les cristaux de gouttelettes huileuses, jaunâtres, qui se réunissent et coulent au fond; cette matière se dépose également dans les tubes de communication. L'eau du flacon C se colore, quelques points huileux se réunissent à sa surface, après que la fumée de 250 grammes de Datura a traversé cette eau, on peut recueillir le goudron qui y est en quantité notable; l'eau est fortement chargée de carbonate d'ammoniaque, elle exhale une odeur repoussante extrêmement forte. Le flacon à alcool D, prend une teinte marron qui va en augmentant, il ne s'y dépose aucune matière, tout y est dissous. L'acide sulfurique du flacon E prend la couleur lie de vin; il s'y dépose un goudron plus solide que celui des autres flacons, il est plus noir et cassant. Au sortir de ce flacon, la fumée a une odeur atroce, cela tient, comme je le dirai plus loin, à la décomposition du butyrate d'ammoniaque : au sortir de la potasse, l'odeur a changé de nature, elle n'est plus désagréable. Le coton du dernier flacon G se colore promptement en jaune, la matière qui lui communique cette couleur est déposée en particules si fines, que c'est à peine si on peut les apercevoir à la loupe.

En moyenne, pour brûler à peu près complétement les 250 grammes de Datura contenus dans la pipe, il ne faut pas moins de six heures et de 190 à 220 litres d'air. Cette quantité d'air employé est moins considérable, toute proportion gardée, que pour la combustion dans une pipe ordinaire, car, pour une pipe contenant 2 grammes de Datura, il me fallait 4 litres d'air en moyenne; dans la combustion en grand on n'emploie donc qu'une quantité d'air moindre de moitié. Cette différence tient d'abord à ce que dans la grande pipe, la partie du Datura refroidi par les parois est beaucoup moins considérable, que le tassement est plus régulier, et que la masse de feuilles étant plus grande, le foyer de combustion l'est aussi, et tout l'air qui le traverse est utilisé. Dans la pipe à bouche ordinaire, le tassement est irrégulier, les nervures des feuilles qui brûlent plus difficilement, quand elles ne sont pas suffisamment échauffées, nécessitent un tirage plus actif, la colonne de la charge étant moins haute, l'air s'y fraye des passages plus faciles et ne sert pas tout à la combustion; il est donc facile de concevoir que les produits de la combustion soient sensiblement les mêmes, quoique les quantités d'air soient différentes, seulement, avec la pipe ordinaire, ils sont étendus d'une plus grande quantité d'air.

Craignant que le tirage continu de mon appareil ne donnât des produits empyreumatiques différents de ceux obtenus avec une pipe ordinaire, où le tirage est intermittent, j'adaptai à l'aspirateur un appareil propre à produire l'intermittence; mais cet appareil très-imparfait nécessitait une surveillance continuelle; malgré cet inconvénient grave, je pus recueillir assez de produits condensés pour voir qu'ils ne différaient en rien de ceux obtenus par l'aspiration continue; ce fait constaté, j'abandonnai ce procédé pour me servir du premier.

Après avoir fait brûler dans la pipe 2 kilos de Datura, l'appareil fut démonté, les divers produits recueillis séparément; l'eau empyreumatique, les goudrons et le carbonate d'ammoniaque condensés dans le premier flacon pesaient 180 grammes. Les goudrons déposés dans le tube de verre et les autres condensateurs pesaient un peu moins. Depuis j'ai obtenu une plus grande quantité de ces matières en employant les feuilles de Datura telles qu'elles se trouvent dans le commerce, c'est-à-dire contenant 14 pour 100 d'eau; la vapeur d'eau entraînant les matières goudronneuses et graduant la température, une moins grande quantité de ces substances se trouve détruite par le feu.

Voulant voir immédiatement, et avant d'entreprendre l'étude chimique des liquides recueillis, s'ils contenaient de la Daturine ou une substance toxique provenant de sa décomposition, je fis avaler à un chien de taille moyenne 30 grammes d'eau empyreumatique privée de goudrons, recueillie dans le premier flacon. Après quelques minutes, les pupilles de l'animal commencèrent à se dilater, il eut de fréquentes envies de vomir, puis il fut pris d'une grande faiblesse; couché à terre, il n'avait pas la force de lever la tête quand on l'appelait. Les yeux, à demi-fermés, pouvaient être ouverts sans la moindre résistance; les pupilles étaient largement dilatées, ses membres sans rigidité retombaient quand on les soulevait; cet état dura près de vingt-quatre heures, pendant lesquelles il conserva la même position, et bien qu'il fût à jeun depuis plus de quarante-huit heures, il n'avait pas la force de manger la nourriture qu'on lui introduisait dans la bouche. Peu à peu la faiblesse disparaît, et le surlendemain il semblait revenu à son état normal.

Cette faiblesse extrême et la dilatation des pupilles prouvaient bien évidemment, que dans les liquides administrés à l'animal il y avait autre chose que des matières goudronneuses et des sels ammoniacaux; c'est cette substance qu'il s'agissait d'isoler. Je songeai tout d'abord à la Daturine : cet alcali étant en grande partie volatilisé à la température de 140°, et le reste étant décomposé, je pouvais espérer en retrouver au moins des traces; malheureusement la Daturine n'a pas de réactif spécial qui puisse la faire reconnaître facilement, les sels ammoniacaux et les matières goudronneuses venaient continuellement masquer les réactions, je fus forcé de procéder par tâtonnements, et je perdis ainsi un temps considérable en même temps que je sacrifiais en pure perte des matières que je n'obtenais qu'en petite quantité, en détruisant beaucoup de feuilles de Datura.

Après avoir enlevé les goudrons surnageant l'eau du premier flacon laveur, cette eau servit à laver les deux premiers condensateurs, le tout fut jeté sur un filtre mouillé; les goudrons restèrent sur le filtre; après les avoir lavés à l'eau distillée, la partie filtrée fut mise à distiller à une douce chaleur, il se dégagea d'abord du carbonate d'ammoniaque, puis de l'eau tenant en dissolution une grande quantité du même sel; il passa, en même temps que l'eau, une huile jaune clair, plus légère que l'eau, d'une odeur forte et pénétrante, insoluble dans l'eau, soluble dans les dissolutions concentrées d'ammoniaque, très-soluble dans l'alcool, rougissant par les acides et s'y dissolvant en partie, se comportant comme les goudrons dont je ferai plus loin l'étude. En poussant la distillation, on obtient des matières semblables qui se colorent de plus en plus, deviennent plus visqueuses en même temps que plus pesantes que l'eau. Toutes ces matières goudronneuses étant probablement dissoutes par l'ammoniaque et ses sels, je saturai ce qui me restait de liquide par l'acide sulfurique; immédiatement il prit la couleur lie de vin, et l'odeur repoussante de l'acide du flacon E qui avait été traversé par la fumée, il se dégagea des torrents d'acide carbonique venant de la décomposition du carbonate d'ammoniaque, et il se sépara une matière visqueuse noire; à la distillation j'obtins une eau possédant au plus haut degré l'odeur déjà signalée et tenant, ainsi que je le dirai plus loin, à la grande quantité d'acide butyrique qui s'y trouve; vint ensuite une huile jaune, plus foncée que celles obtenues précédemment.

Dans les produits distillés, comme dans les résidus de distillation, il m'était impossible de déceler un alcali organique au milieu des sels ammoniacaux et des goudrons, je cherchai alors à me débarrasser des sels ammoniacaux en les décomposant par des alcalis fixes. Dans une petite portion du liquide empyreumatique, je plongeai des morceaux de potasse caustique, il se dégagea de l'ammoniaque en grande quantité, puis son odeur fut dominée par une odeur vireuse extrêmement vive, présentant une grande analogie avec celle de la nicotine, de la conicine, et de tous ces alcaloïdes azotés à odeur de souris; elle se répandit rapidement dans tout le laboratoire, et M. Cloëz, qui travaillait en ce moment à une série d'alcaloïdes azotés encore inédits, me confirma dans mon opinion sur la présence d'un alcali analogue dans la liqueur, et me guida dans sa séparation.

Ne pouvant l'extraire à l'aide de dissolvants spéciaux, tout ce qui me restait d'eau empyreumatique, jointe aux goudrons, fut traité par l'acide chlorhydrique étendu; le carbonate d'ammoniaque étant décomposé, la liqueur acide ayant la couleur lie de vin, fut filtrée pour en séparer les goudrons. La solution évaporée à une douce chaleur et ramenée à un très-petit volume, déposa par le refroidissement une grande quantité de cristaux de chlorhydrate d'ammoniaque, ils furent lavés et mis à part. Le résidu liquide évaporé presque à sec, et froid, fut mêlé à un poids double de chaux sodée pulvérisée : immédiatement la même odeur se manifesta, mêlée à l'odeur d'ammoniaque. Le mélange fut placé dans une cornue et chauffé très-lentement; il se dégagea d'abord de l'eau chargée d'ammoniaque, puis apparurent de petites gouttelettes huileuses, d'un jaune clair, qui gagnèrent le fond du récipient; l'eau qui les accompagnait était légèrement colorée en jaune. Cette matière huileuse recueillie, fut lavée à plusieurs reprises à l'eau distillée dans laquelle elle ne se dissolvait pas sensiblement; c'était bien elle qui possédait l'odeur vireuse qui se répandait partout; elle était fortement alcaline, soluble dans l'alcool, l'éther, les acides; ces derniers en séparaient une petite quantité de matière goudronneuse, qui me prouvait que le corps obtenu n'était pas encore pur. Les solutions acides se colorent rapidement au contact de l'air en un beau rouge, et par la concentration à l'air, il me fut impossible d'obtenir des cristaux; bien plus, les solutions évaporées dans le vide prenaient un aspect gommeux sans trace de cristallisation, et par leur exposition à l'air, tout se dissolvait avec une grande rapidité. J'entrevis dès lors des sels très-déliquescents, et les difficultés que j'éprouverais plus tard pour en faire l'analyse.

La petite quantité de matière recueillie dans ce premier traitement fut promptement épuisée, à peine y en avait-il 50 centigrammes. Il fallait en préparer une plus grande quantité pour pouvoir l'étudier, l'analyser, en faire des sels, etc. Le procédé de fumigation par la pipe était long, et donnait peu de produits, j'eus recours à la distillation sèche, les feuilles placées dans une cornue furent soumises à une température assez basse d'abord, que j'élevai graduellement jusqu'à la carbonisation complète du Datura.

L'appareil dont je me servis pour recueillir les produits de la distillation sèche, et condenser tout ce qui était susceptible de l'être, fut d'abord fort simple ; plus tard, je jugeai convenable d'y ajouter différentes pièces, d'en retrancher de moins utiles, enfin il fut amené à l'état où il est représenté (figure 11).

A, cornue en fonte dans laquelle on pouvait introduire 7 à 800 grammes de Datura sec du commerce, c'est-à-dire contenant 14 pour 100 d'eau. La cornue, placée dans un fourneau, est chauffée lentement jusqu'au rouge sombre. Le col de la cornue communique à deux ballons B et C, plongés dans de l'eau que l'on renouvelle dès qu'elle est échauffée. La plus grande partie des matières empyreumatiques et goudronneuses se condense dans ces deux ballons. Les gaz traversent en remontant deux longues éprouvettes DD, remplies de fragments de verre, par le frottement, ils abandonnent encore beaucoup de goudrons, puis vient un flacon à eau, E, un autre à acide chlorhydrique, enfin un dernier rempli de coton, G. Les liquides des flacons E, F, retiennent encore beaucoup de matières goudronneuses, et servent à laver les ballons après chaque opération. Quand on veut examiner les gaz qui se dégagent, on supprime les trois derniers flacons, on adapte une éprouvette remplie de chlorure .de calcium desséché, plus un flacon à coton ; on peut alors les recueillir sur le mercure. Avant d'en faire l'analyse, il est bon de les laisser en repos pendant quelques jours, car il se dépose encore un peu de matière jaune sur les parois des éprouvettes.

Les premiers produits qui viennent se condenser sont complétement aqueux, incolores, puis viennent des gouttelettes d'une huile jaune, très-fluide, dont la quantité augmente à mesure que la température s'élève ; cette huile se colore et s'épaissit de plus en plus, jusqu'à ce qu'arrivent des matières noires, beaucoup moins fluides et volatiles, car elles se condensent dans le col même de la cornue, d'où elles coulent lentement dans l'allonge. Les ballons sont complétement tapissés de cristaux de carbonate d'ammoniaque, plus ou moins salis de matières goudronneuses.

1000 grammes de Datura donnent en moyenne :

245	grammes	eaux empyreumatiques,
205	—	goudrons divers,
370	—	charbon résidu,
180	—	gaz et matières non condensées.
Total, 1,000		

Les matières goudronneuses et les eaux empyreumatiques fournies par la combustion des feuilles de Datura dans la pipe, ou par la distillation sèche, sont sensiblement les mêmes, et cela ne doit pas surprendre, quand on considère que dans une pipe il se produit une véritable distillation *per descensum* : la couche de feuilles en combustion, s'avançant lentement de haut en bas, les feuilles inférieures subissent l'action croissante de la chaleur, longtemps avant d'être elle-même en contact avec le foyer; elles se trouvent donc dans les mêmes conditions que si elles étaient chauffées dans une cornue. Je dois faire remarquer cependant, que parmi les goudrons de la distillation sèche, il s'en trouve de noirs, très-visqueux et peu volatils, qui ne se rencontrent pas dans ceux fournis par la pipe; car, dans ce cas, leur peu de volatilité les retient constamment près du foyer incandescent; s'ils n'y sont pas complétement détruits, au moins ils se dédoublent en produits volatils qui échappent, et en matières qui sont décomposées.

L'examen des matières goudronneuses et des eaux empyreumatiques, portera donc sur celles obtenues par ces deux modes de préparation; quant aux gaz, il est bien évident qu'ils doivent différer, puisque dans un cas l'air a un libre accès, tandis que dans l'autre son action est à peu près nulle. L'étude des gaz doit donc être faite sur les produits de la combustion dans la pipe, avec aspiration intermittente.

Examinons maintenant séparément chacune des sections de ces produits complexes.

1° *Eaux empyreumatiques.*

L'eau empyreumatique, séparée des goudrons par la filtration sur un filtre mouillé, a une couleur jaune, une odeur repoussante; elle est fortement alcaline, et impressionne désagréablement la langue; elle contient une énorme quantité d'ammoniaque unie à l'acide carbonique, ce dont on s'aperçoit facilement en traitant successivement par un acide, puis par la potasse ou la chaux.

Distillée à feu nu, elle donne de l'eau chargée de carbonate d'ammoniaque et une huile jaune-clair très-fluide, tout à fait semblable à celle qui se trouve en plus grande quantité dans les goudrons; elle est intimement unie à une autre huile plus foncée, plus épaisse et bouillant à une température plus élevée; seulement ici elles sont entraînées par la vapeur d'eau bien avant leur point propre d'ébullition. Ces deux substances peuvent être séparées de l'eau au milieu de laquelle elles se trouvent, sans avoir recours à la distillation; car ce sont les seules que l'on puisse enlever, quand on traite ces eaux empyreumatiques par l'éther sulfurique, l'essence de térébenthine, le sulfure de carbone ou le chloroforme: par l'évaporation des dissolvants, elles restent avec tous leurs caractères.

Dans le résidu de la cornue, on voit des substances goudronneuses, ronges-noirâtres, qui se séparent; probablement ces matières étaient tenues en dissolution par le carbonate d'ammoniaque; car si on sature ces eaux par un acide ces mêmes goudrons se séparent, et la liqueur prend une teinte rouge lie de vin.

Les eaux empyreumatiques acidulées par l'acide azotique donnent, avec le nitrate d'argent, un précipité blanc, très-abondant, insoluble dans l'acide azotique, complétement soluble dans le cyanure de potassium. Le précipité, lavé et séché, se décompose par la chaleur, donne la flamme si caractéristique du cyanogène, et laisse pour résidu de l'argent métallique.

Il y a donc dans les produits de décomposition du cyanhydrate d'ammoniaque en quantité notable: je me suis assuré que le même corps se trouvait dans les liquides de flacons laveurs assez éloignés;

par conséquent, il fait partie de la fumée qui arrive à la bouche du fumeur de Datura, et peut-être n'est-il pas étranger à l'action de ce médicament.

Zeize a mentionné la présence du butyrate d'ammoniaque dans la fumée de tabac; je devais également le retrouver dans celle du Datura. Pour cela, les eaux empyreumatiques furent saturées par l'acide sulfurique; elles rougissent et dégagent une odeur insupportable de viande corrompue; par la distillation, on obtient un liquide acide de même odeur. Si on le sature par la potasse, l'odeur disparaît presque complétement; évaporé à siccité, on a un résidu assez abondant, que l'on traite par l'alcool bouillant; une grande partie est dissoute. On évapore à siccité; la masse pulvérisée introduite dans une cornue avec un mélange d'acide sulfurique et d'alcool donne à la distillation un liquide aromatique à odeur d'ananas, qui se trouble par l'eau. Par l'addition de chlorure de calcium, il se sépare une couche huileuse présentant tous les caractères de l'éther butyrique. Avec quelques gouttes d'acide butyrique placées dans un mélange éthérifiant semblable à celui que j'avais employé, j'obtins un liquide analogue.

A cette formation déjà si caractéristique de l'éther butyrique, il me fut facile de joindre d'autres réactions pour bien établir la présence de l'acide : ainsi, avec addition de potasse, je pus retirer du liquide distillé du butyrate de potasse sous forme de choux-fleurs; mis en fragments sur l'eau, il présentait le mouvement giratoire si vif que présentent presque tous les butyrates dans les mêmes circonstances : les acides mettent l'acide butyrique en liberté, et son odeur suffit pour le faire reconnaître, maintenant qu'elle n'est plus masquée par celles de substances étrangères. Il ne reste donc pas le moindre doute sur la présence de l'acide butyrique dans les produits de la combustion du Datura; il doit y être combiné à l'ammoniaque et se produit pendant la combustion, puisqu'il n'existe pas dans la plante.

L'acide acétique accompagne presque constamment les produits pyrogénés de la distillation des substances végétales. Sa présence est assez difficile à constater, quand son odeur, qui est un de ses meilleurs réactifs, se trouve dominée par un acide odorant, comme l'acide butyrique dans le cas qui nous occupe. On y arrive cependant, par un procédé que je dois à l'obligeance de M. Cloëz : on se sert du produit de la distillation des eaux empyreumatiques additionnées d'acide sulfurique. Ce liquide contient de l'acide butyrique en quantité notable, ainsi que nous venons de le voir; on le fait bouillir sur du carbonate de plomb récemment précipité, et on filtre bouillant. Par concentration, on obtient des cristaux d'acétate de plomb, plus, du butyrate de plomb à l'état sirupeux, et d'une densité considérable. En pressant les cristaux dans du papier joseph, et faisant cristalliser de nouveau, par une nouvelle dessiccation, on est presque complétement débarrassé de l'acide butyrique, et il est facile de constater les caractères de l'acide acétique combiné à l'oxyde de plomb. Un fragment de cristal touché avec une baguette couverte de perchlorure de fer donne une coloration rouge très-intense; chauffés avec l'acide sulfurique étendu, on a l'odeur piquante de l'acide acétique; introduits dans un mélange d'alcool et d'acide sulfurique, on a, par distillation, de l'éther acétique, mélangé d'éther ordinaire, mais son odeur agréable suffit pour le caractériser : il est donc permis d'affirmer la présence de l'acide acétique dans la fumée du Datura.

Enfin, l'eau empyreumatique saturée par l'acide chlorhydrique et évaporée en consistance de sirop, donne, quand on la traite par la potasse caustique, l'odeur vireuse due aux alcalis dont il sera question plus tard.

En résumé, dans cette première série de produits, on a :

De l'eau.

Une matière goudronneuse jaune très-fluide.

Une autre matière goudronneuse noire, visqueuse.

Des acides carbonique, cyanhydrique, butyrique, acétique.

De l'ammoniaque.

Des alcalis à odeur vireuse.

II.

MATIÈRES GOUDRONNEUSES.

Les matières goudronneuses sont toujours en grande quantité, soit qu'on emploie la distillation ou la pipe. Par la distillation sèche, on en obtient un peu plus, parce que l'air n'ayant pas accès, il ne s'en trouve qu'une plus petite portion de détruite. Ces matières offrent la plus grande analogie d'aspect avec celles qui se produisent pendant la distillation sèche des autres matières végétales; ce sont des substances extrêmement complexes, moins par leur composition que par leur mélange; leur pouvoir de se dissoudre les unes les autres rend leur séparation complète très-difficile, pour ne pas dire impossible; on y trouve des hydrocarbures liquides et solides, des huiles oxygénées et des substances fixes qui ont été entraînées par celles qui sont volatiles.

Les matières goudronneuses provenant du Datura, et considérées en masse, sont d'une couleur brune, visqueuses, d'une odeur très-forte, très-peu solubles dans l'eau quand elles sont débarrassées d'ammoniaque; elles se dissolvent dans l'alcool faible en grande quantité, presque complétement dans l'alcool à 36 froid; le résidu n'est pas entièrement dissous dans l'alcool à 40 bouillant, qui laisse une matière brune. — L'acide sulfurique les dissout en partie avec coloration rouge; l'eau ne détruit pas entièrement cette combinaison, elle en sépare des grumeaux brun marron; mais il reste en dissolution un acide copulé. — Les alcalis caustiques les dissolvent en grande partie avec coloration brune. Cette dissolution dans les acides et dans les alcalis ne peut servir à les séparer, car une grande partie du goudron, dissous par la potasse et retiré de cette dissolution, peut être également dissous par l'acide sulfurique.

La distillation fractionnée ne peut s'appliquer ici que pour la séparation de groupes de corps bouillant à des températures très-éloignées; mais quand on commence par opérer la distillation dans un courant de vapeur d'eau, on obtient une assez grande quantité d'une huile qui semble former un corps particulier. On l'obtient également au commencement de la distillation à feu nu.

Recueillant la matière huileuse qui surnage sur l'eau, la desséchant sur du chlorure de calcium, après quelques distillations dans un courant d'hydrogène sec, en ne recueillant que la première moitié, on a un liquide très-fluïde, presque incolore, mais se colorant rapidement au contact de l'air en perdant de sa fluidité. Son odeur est forte, empyreumatique, sa saveur âcre et amère. Il est sans action sur les réactifs colorés, insoluble dans l'eau, très-soluble dans l'alcool et l'éther; l'eau le précipite de ces dissolutions avec tous ses caractères primitifs. La potasse est sans action sur lui; en l'agitant avec l'ammoniaque, on a une émulsion qui se sépare promptement. L'acide sulfurique le dissout sans coloration, l'acide chlorhydrique le colore légèrement en rouge; cette coloration disparaît par l'ammoniaque.

La densité prise à $+ 15° = 0.860$.

Il bout d'une manière bien régulière à 180°. Il brûle à l'air avec une flamme éclairante, un peu fuligineuse sur les bords; il ne contient pas d'azote.

Deux analyses très-concordantes donnent en moyenne

matière 0.322	CO^2	obtenu	0.920	d'où	C 0/0	= 78
	HO	—	0.298	—	H 0/0	— 10.3
	—	—	—	—	O 0/0	= 11.7
						100.0

Cette huile, qui est bien certainement la plus abondante parmi les matières goudronneuses fournies par le Datura, est tout à fait semblable à celle que l'on sépare des eaux empyreumatiques, quand on les traite par des dissolvants tels que l'éther, le sulfure de carbone ou le chloroforme.

Quand on opère à feu nu la distillation des goudrons, le thermomètre reste quelque temps stationnaire entre 180° et 190°, et l'huile dont il vient d'être question distille, mais beaucoup moins fluide, sa vapeur entraînant d'autres matières moins volatiles. La viscosité des produits distillés augmente rapidement, ainsi que la température ; à 230° ils coulent lentement, leur vapeur est très-dense ; il reste encore une certaine quantité de matière qui ne passe à la distillation qu'à une température plus élevée et reste fixée dans le col de la cornue, on trouve comme résidu un charbon spongieux, noir et très-brillant, auquel l'alcool et l'éther n'enlèvent rien.

Dans les dernières portions de matières visqueuses condensées dans le col de la cornue, on distingue facilement des paillettes cristallines que l'on peut isoler en traitant les goudrons les moins volatils par l'alcool à 36° froid, qui ne dissout que les matières d'aspect résineux. Ces paillettes sont solubles dans l'alcool absolu bouillant, qui les abandonne par le refroidissement sous forme de petites lames d'un aspect nacré, c'est de la paraffine, hydrocarbure solide découvert par Reichenback dans les produits de la distillation du bois de hêtre. W.-C. Zeize a constaté sa présence dans les goudrons provenant de la distillation sèche du tabac.

La paraffine ne se produit pas dans la dernière distillation des goudrons, elle existe dans le goudron brut. On peut l'en extraire en le traitant par l'alcool à 36 froid, qui enlève la majeure partie de ces matières. Traitant le résidu par l'alcool à 40 bouillant, la paraffine se dépose par le refroidissement. Il reste une matière très-légère, d'un brun velouté, qui résiste à l'action de l'alcool bouillant, se boursoufle quand on la chauffe sur une lame de platine, et brûle en laissant un résidu blanc, alcalin.

L'acide sulfurique, dans lequel on a fait passer la fumée du Datura, est fortement coloré en rouge, il s'y est déposé une résine noire, cassante, semblable à celle que l'on obtient en sursaturant par un acide les eaux empyreumatiques. On sépare de la solution acide une nouvelle quantité de cette même résine, quand on y ajoute de l'eau. Le liquide possède l'odeur d'acide sulfureux en même temps qu'une odeur éthérée particulière ; saturé par le carbonate de baryte et filtré, on obtient par évaporation des cristaux bien nets, très-solubles dans l'eau, se charbonnant sur la lame de platine en laissant un résidu de baryte. La fumée a donc abandonné dans l'acide sulfurique un acide pyrogéné, d'où la formation d'un acide copulé. La quantité de cristaux obtenus était trop petite pour en faire l'analyse.

Pendant l'évaporation de la solution d'où on a retiré ces cristaux, il se dégage surtout au commencement une odeur éthérée bien prononcée. Si au lieu d'opérer la distillation à feu nu, on la fait dans une cornue, on obtient un liquide incolore possédant la même odeur. En distillant ce liquide sur du chlorure de calcium et ne recueillant que la première portion, on a de l'eau contenant de petits globules d'une huile jaune d'une densité à peu près égale à celle de l'eau, ayant une saveur chaude, aromatique, une odeur qui rappelle celle des essences de Labiées. La quantité de ce corps est extrêmement petite; on ne le rencontre nulle part ailleurs que parmi les matières arrêtées dans l'acide sulfurique.

D'après son odeur et le lieu où on le rencontre, il est permis de croire que ce pourrait être une des modifications du Lignone par l'acide sulfurique, soit le Mésite, soit le Xylitnaphta indiqués par MM. Weidmann et Schweizer.

Quand on traite par l'acide sulfurique concentré les goudrons que l'on recueille dans la seconde période de la distillation, ils se dissolvent en partie avec coloration rouge. Leur solution saturée par le carbonate de baryte et évaporée, abandonne un sulfosel de baryte cristallisé; mais pendant cette évaporation, on ne sent pas l'odeur éthérée dont il a été question dans le paragraphe précédent.

L'acide azotique attaque vivement ces mêmes goudrons et donne naissance à un acide nitré que l'on peut obtenir en combinaison avec la potasse; on a ainsi des cristaux jaunes très-solubles dans l'eau, à laquelle ils communiquent une coloration jaune foncé qui se fixe à la peau et au linge d'une manière remarquable; chauffés, ils fondent, se boursouflent et détonent à la manière des nitrophénates. En saturant le sel de potasse par l'acide azotique, je n'ai pu obtenir l'acide libre; je ne puis donc affirmer la présence de l'acide phénique parmi les goudrons provenant du Datura, quoiqu'il existe dans beaucoup de produits analogues et que le sel de potasse obtenu présente de grandes ressemblances avec le nitro ou binitrophénate de la même base.

III.

PRODUITS GAZEUX DE LA FUMÉE DE DATURA.

Les gaz qui se rencontrent dans la fumée du Datura stramonium ne sont pas aussi nombreux qu'on pourrait le supposer à première vue ; mais comme ils renferment des acides et des bases qui par leurs combinaisons forment des sels qui cristallisent par le refroidissement, de la vapeur d'eau et des matières huileuses ou goudronneuses qui se déposent facilement, leur analyse directe présenterait de grandes difficultés, aussi me suis-je servi d'un petit appareil qui, isolant l'eau, les goudrons, l'ammoniaque, l'acide cyanhydrique et l'acide carbonique, me permit de faire l'analyse des autres matières non condensées (figure 3).

Les feuilles de Datura, coupées comme du tabac à fumer, sont tassées, comme on le fait pour ce dernier dans la pipe A.

L'aspiration est déterminée par l'écoulement de l'eau qui remplit entièrement le flacon F, les robinets R′, R″ étant fermés, les deux autres ouverts. La fumée passe d'abord à travers une colonne de pierre ponce imbibée d'acide sulfurique très-étendu contenue dans le tube B, où elle se dépouille de presque toutes les matières goudronneuses et alcalines; les carbonates et cyanhydrates sont décomposés, l'ammoniaque s'y combine avec l'acide sulfurique et plus tard on pourra l'en séparer. Dans le tube C, rempli de pierre ponce imbibée d'acide sulfurique de Nordhausen, l'eau entraînée est arrêtée, ainsi qu'un peu de matières goudronneuses échappées au premier tube.

Les tubes D, D, remplis d'une solution concentrée de potasse caustique, retiennent l'acide carbonique et cyanhydrique; enfin les produits non fixés se rendent dans le flacon F qui, au moyen du réservoir

G et d'un système de tubes à robinets appropriés, remplit les fonctions de gazomètre.

Pour se placer dans les conditions du fumeur de Datura, il faut rendre l'aspiration intermittente; pour cela, ce qu'il y a de mieux à faire, c'est de régler soi-même le tirage et les temps d'arrêt au moyen du robinet R''', d'après la marche de la combustion dans la pipe.

Il est donc facile, au moyen de cet appareil, d'avoir d'une part, l'ammoniaque, l'eau, les matières goudronneuses ou huileuses, l'acide carbonique et l'acide cyanhydrique que l'on sépare et dose ensuite par des procédés appropriés; d'autre part, on a des gaz bien purs dont il est facile d'étudier la composition et de déterminer les proportions.

Je n'entrerai pas ici dans le détail des manipulations de l'analyse, je dirai seulement que pour les gaz du flacon F, je me suis servi autant que possible du procédé de Bunsen, l'absorption par des substances solides, telles que le chlorure de calcium et la potasse, coulés en petites balles à l'extrémité de fils de platine, pour l'absorption de l'eau et de l'acide carbonique; pour le bicarbure d'hydrogène, de balles de coke couvertes d'un mélange d'acide sulfurique anhydre et d'acide de Nordhausen; la proportion de l'oxygène a été déterminée par le phosphore, puis par l'hydrogène comme contrôle; l'oxyde de carbone, par la détonation avec l'oxygène et par le chlorure de cuivre ammoniacal : ce sont là les seuls gaz dont la présence dans la fumée du Datura m'ait été démontrée par l'analyse qualitative.

Les rapports entre les quantités des divers gaz faisant partie de la fumée sont souvent assez éloignés, suivant la force et la fréquence des aspirations, le tassement du Datura dans la pipe, son état hygrométrique, etc. ; mais il ne s'en produit jamais d'autres, ils sont simplement plus ou moins délayés dans l'air, cet air a perdu plus ou moins d'oxygène en traversant la couche incandescente, il s'est, par conséquent, fait plus ou moins d'acide carbonique et d'oxyde de carbone, il se trouve plus ou moins d'azote, etc.

Je présente ici comme composition la plus ordinaire de la fumée du

Datura, la moyenne de trois analyses complètes faites dans diverses circonstances d'aspiration.

	Feuilles introduites dans la pipe.		2,45
Résidu.	Feuilles carbonisées.	0,34	0,70
	Cendres.	0,36	
	Perte de poids. . .		1gr.,75

Matières pesées :	Acide carbonique.	0,716
	Cyanogène.	0,028
	Ammoniaque.	0,059
	Goudrons.	0,194
	Eau.	0,184
		1,181

Gaz analysés par les procédés eudiométriques.

		En volumes.		En poids.
Oxyde de carbone.		205,45	c. c. . .	0,257
Bicarbure d'hydrogène. . . .		257,88	. . .	0,326
Oxygène. . 624,75	air. .	2985,15		
Azote. . . 2360,40				
Azote libre.		572,50		
		4020,98		1,764

Total des produits de toute nature.

Si l'on considère que les 572.50 centimètres cubes d'azote libre étaient mélangés à 151.53 c.c. d'oxygène pour former de l'air, et que ces 151.53 c.c. d'oxygène se sont combinés au carbone pour former de l'acide carbonique, en déduisant du poids total des gaz 0gr..216, poids de ces 151.53 c.c. d'oxygène, on trouve 1.548, nombre qui approche beaucoup de celui de la perte éprouvée par le Datura pendant la combustion.

La différence entre le poids des gaz obtenus et le poids de la matière brûlée appartient à la fumée perdue pendant les intermittences d'aspiration.

On peut donc traduire en poids ou en volumes la composition de la fumée du Datura, pour 1 gramme de feuilles :

	En poids.		En volumes.
Acide carbonique . . .	0.292 gr.	. . . .	147.05
Acide cyanhydrique. .	0.009	. . . .	7.30
Ammoniaque.	0.024	. . . .	62.38
Oxyde de carbone . . .	0.105	. . . .	83.85
Bicarbure d'hydrogène.	0.133	. . . .	105.25
Goudrons divers. . . .	0.079	. . . .	. . . .
Eau	0.075	. . . .	. . . .
. . . .		Air	1218.42
. . . .		Azote libre. . .	233.63
Total. . . .	0.717	Total	1857,88
Matière carbonisée . .	0.139		
Cendres	0.147		
Total général . .	1.003		

Il faut ajouter l'acide butyrique, l'acide acétique et les alcalis qui se forment en même temps que les matières précédentes; mais leur poids est tellement petit, que ce n'est que d'après les résultats obtenus plus en grand que l'on pourrait les donner par induction.

IV.

RÉSIDU. — CHARBON, CENDRES.

Le charbon, résidu de la distillation sèche, représente en moyenne 36 pour 100 du poids des feuilles de Datura, et occupe à peu près le même volume; la forme de la matière n'est pas modifiée, à moins qu'elle n'ait été trop fortement chauffée. Dans ce cas surtout, le charbon offre la plus belle coloration bleu de Prusse qu'il soit possible de voir ; mais il suffit de le laisser quelques instants à l'air humide, ou de souffler à sa surface, pour voir cette belle coloration disparaître, et faire place à une teinte grise, uniforme. Cette coloration est due, suivant toutes probabilités, à une couche mince de charbon provenant de la décomposition d'hydrocarbures peu volatils, sous l'influence d'une température trop élevée : on voit souvent le même effet produit dans les cornues des usines à gaz, où l'on brûle les goudrons provenant de la première distillation de la houille.

Quand on met le charbon de Datura en contact avec l'acide chlorhydrique, il se dégage immédiatement de l'acide cyanhydrique. La production de cet acide s'explique facilement dans ces circonstances ; mais, tandis qu'on en trouve peu parmi les produits volatilisés dans la distillation, on en trouve au contraire une quantité considérable dans la fumée. Dans ce dernier cas, au moment de sa formation, il se combine à l'ammoniaque, et est entraîné par le courant de gaz, tandis que, dans la distillation, il se combine aux alcalis fixes, et reste avec le charbon dans la cornue.

L'eau enlève à ce charbon 18 pour 100 de matières solubles.

Soumis à la calcination dans la moufle d'un fourneau de coupelle, il donne en moyenne 50 pour 100 de son poids de cendres. La composition de ces cendres a été déterminée par M. Souchay (*Annuaire de Millon*).

Potasse	17.87
Soude	12.57
Chaux	3.63
Magnésie.	15.50
Peroxyde de fer.	3.48
Oxyde de manganèse.	traces
Acide phosphorique	30.65
Silice.	4.60
	88,30
Perte et acide carbonique. .	11.70
	100,00

V.

ALCALIS SE TROUVANT DANS LA FUMÉE.

Les eaux empyreumatiques contiennent, ainsi que les goudrons, des alcalis d'une odeur pénétrante, dont la présence est facile à constater, quant à l'odeur, quand on sature par la potasse ou la chaux le produit brut de la distillation du Datura. Leur odeur est tellement vive, qu'elle domine celle de l'ammoniaque qui se dégage par torrents lors de cette saturation. Comme la majeure partie de ces alcalis est intimement unie à la matière goudronneuse, voici le procédé que j'ai employé pour les en séparer.

Le produit brut de la distillation est placé dans un grand ballon, avec de l'acide chlorhydrique étendu de deux fois son volume d'eau; on ajoute ce mélange par portions, jusqu'à ce que la cessation de dégagement de l'acide carbonique annonce la saturation : on chauffe légèrement en agitant, pour faciliter le lavage des goudrons, puis on laisse refroidir; la portion liquide est jetée sur un filtre mouillé, le résidu traité une seconde fois de la même manière, le produit de ce nouveau traitement ajouté au premier, et le tout est évaporé à une douce chaleur, jusqu'à ce qu'il commence à se dégager des vapeurs piquantes. Par le refroidissement, il se forme une grande quantité de cristaux de chlorhydrate d'ammoniaque, que l'on sépare après un lavage à l'eau distillée.

La portion restée liquide est soumise à une dernière évaporation ménagée, jusqu'à ce qu'elle ait une consistance d'extrait mou; par le refroidissement elle devient presque solide, mais très-friable, grâce à la proportion encore considérable de chlorhydrate d'ammoniaque qu'elle contient; elle est fortement colorée en brun marron par le goudron dissout dans l'acide chlorhydrique; en reprenant par l'eau, on pourrait en séparer ainsi une partie; mais comme son élimination ne serait pas complète, ce traitement devient inutile. Pour retirer les alcalis, il suffit alors de décomposer ce chlorhydrate impur par un alcali fixe, la potasse, par exemple : mais si l'on opère sur des dissolutions aqueuses la séparation se fait mal, les matières goudronneuses qui y sont mélangées rendent le tout visqueux, coloré ; il est bien préférable d'opérer par distillation.

La matière pulvérisée est mélangée rapidement à une fois et demie son poids d'un mélange de potasse caustique et de chaux en poudre, le tout est introduit immédiatement dans une cornue. On chauffe lentement, il se dégage d'abord de l'eau chargée d'ammoniaque, puis apparaissent des gouttelettes oléagineuses d'abord incolores, puis légèrement jaunâtres ; à la fin il ne passe plus que de la matière huileuse, de moins en moins fluide, et fortement colorée. On trouve cette matière dans le récipient, partie surnageant, partie sous l'eau ; par l'agitation, la partie pesante dissout celle qui est plus légère et l'entraîne. On la lave plusieurs fois à l'eau distillée, jusqu'à ce que les eaux de lavage ne soient plus ammoniacales, et on la met dessécher sur de la potasse en morceaux.

A la distillation, ce mélange de matières commence à bouillir entre 80° et 90°, puis le thermomètre monte lentement à 300°, avec temps d'arrêt entre 140° et 150°, 200° et 220°. Il reste dans la cornue une substance noire, visqueuse, qui n'a plus du tout l'odeur des alcalis.

Les premières portions qui distillent sont d'abord légèrement jaunâtres, très-fluides, réfractant fortement la lumière ; la fluidité disparaît à mesure que la température s'élève ; vers 250°, ils coulent difficilement, le col de la cornue reste couvert d'une sorte de vernis.

Par des distillations fractionnées et nombreuses, on peut séparer la portion bouillant à 80°, puis une autre entre 140° et 150°, mais ce traitement est long et fait perdre beaucoup de matière ; il est bien préférable d'employer le procédé suivant :

Après une première distillation du produit brut, on le traite par l'acide chlorhydrique très-étendu, et en quantité telle que l'alcalinité ne soit pas complétement saturée ; on ajoute de l'éther, et on agite. Les matières goudronneuses, pour lesquelles l'acide chlorhydrique a moins d'affinité, restent libres et se dissolvent dans l'éther ; on décante la couche supérieure, et on renouvelle le dissolvant jusqu'à ce qu'il ne soit plus sensiblement coloré.

Par l'évaporation, il reste une matière brune, de consistance emplastique, légèrement alcaline, se dissolvant dans l'acide sulfurique, avec coloration rouge très-intense, et n'ayant que très-peu l'odeur vireuse. Son alcalinité et son odeur sont dues fort probablement à la petite quantité d'alcaloïdes restés en dissolution dans sa masse.

Maintenant que la matière goudronneuse est éliminée, on peut opérer par voie humide la décomposition du chlorhydrate; par l'addition de la potasse, les bases alcalines viennent surnager; on les met à dessécher sur la potasse fondue, et par la distillation fractionnée on obtient trois liquides bouillant à des températures différentes.

Le premier bout régulièrement à 80°, le second à 145°, le troisième à 210°. Au-dessus de ce point, le thermomètre monte d'une manière à peu près régulière sans temps d'arrêt marqués; ce qui distille se colore de plus en plus en prenant de la viscosité; cette portion est sans odeur, elle se dissout dans l'alcool, l'éther et les acides : elle n'a pas été examinée davantage.

La matière bouillant à 80° est un liquide incolore, très-mobile, réfractant fortement la lumière, se colorant un peu par son exposition à l'air. Sa densité est beaucoup moindre que l'eau et moindre que celle des alcalis bouillant à des températures plus élevées.

Il est complétement insoluble dans l'eau, très-soluble dans l'alcool et l'éther. Il est fortement alcalin; les acides le saturent facilement; par l'évaporation dans le vide, je n'ai jamais obtenu que des masses gommeuses, colorées ordinairement en rouge, et attirant l'humidité avec une grande énergie.

Son odeur est extrêmement vive et pénétrante; sa saveur, âcre et caustique. Une gouttelette placée sur la langue d'un oiseau le tue en moins de trois minutes. — La quantité de ce liquide alcalin était trop petite pour me permettre de l'étudier complétement, et la seule analyse élémentaire qui en ait été faite ne me présente pas de suffisantes garanties d'exactitude pour oser en présenter les résultats.

Le liquide alcalin bouillant à 145°, auquel je proposerai de donner le nom de *Daturaline*, est complétement incolore quand il vient d'être distillé; après quelques jours, il a une couleur jaune-paille qui ne se fonce pas tant que le flacon qui le contient n'est pas ouvert. Il possède la même odeur que le liquide bouillant à 80°, et comme lui, il est insoluble dans l'eau, très-soluble dans l'alcool et l'éther. Quand il a été en contact avec l'eau, il en retient une petite quantité qu'il abandonne quand on le met sur la potasse fondue. Il est très-alcalin. Une baguette mouillée d'acide chlorhydrique produit à son approche d'abondantes fumées blanches comme elle le ferait près de l'ammoniaque.

La Daturaline précipite les sels d'alumine et de zinc en blanc rosé; la portion restée liquide prend aussi cette coloration.

Avec l'azotate de cuivre on a un précipité verdâtre, gélatineux. La solution alcoolique donne, avec une solution également alcoolique de bichlorure de mercure, un précipité blanc caillebotté; si l'on sépare ce précipité, on trouve le lendemain, dans la solution, un dépôt rouge cristallin. L'acide iodique donne, avec sa solution alcoolique, un précipité blanc qui devient grenu après quelques jours.

Le chlorure de platine précipite, de sa dissolution chlorhydrique, quelques flocons bruns, qui sont loin de représenter tout l'alcali à l'état de chloroplatinate.

La noix de galle précipite abondamment en blanc jaunâtre, floconneux.

Le dosage du carbone et de l'hydrogène par l'oxyde de cuivre, donne les nombres suivants, pour deux analyses:

N° 1. Matière 0,320.	— CO^2 obtenu	= 0,755	d'où	C %	64,3
	HO »	= 0,280	»	H %	9,6
	Par différence.			Az.	26,1
					100,0
N° 2. Matière 0,400.	— CO^2 obtenu	= 0,950	d'où	C %	64,7
	HO »	= 0.370	»	H %	10,2
	Par différence.			Az.	25,1
					100,0

Dosage d'azote :

Matière employée.	0,305
Température	20°
Pression atmosphérique . .	0,759
Volume d'azote	73 c. c.

Le volume d'azote obtenu ramené à la température 0° et à la pression $0^m,760$, devient 66,3 c. c., ou en poids 0,079, d'où on tire en poids 25,9 d'azote pour 100 de matière employée.

Ces nombres coïncident parfaitement avec la formule : $nC^6H^5Az.$, qui donne par le calcul, en centièmes :

C.	65,45
H.	9,09
Az.	25,46
	100,00

Le temps, et surtout la matière m'ont manqué pour faire l'analyse d'un sel de cette base, et déterminer la valeur de la formule $C^6H^5Az.$, mais j'espère pouvoir bientôt présenter des résultats qui viendront la fixer.

L'alcali bouillant à 210°, et auquel je proposerai de donner le nom de *Daturoline*, constitue un liquide assez fluide, légèrement coloré en jaune, devenant plus foncé par son exposition à l'air ; la lumière ne semble pas avoir d'influence sur cette coloration. La densité prise à $+19° = 0,991$, son odeur est moins vive que celle des deux alcalis précédents, sa saveur est brûlante.

Il est insoluble dans l'eau, soluble dans l'alcool, l'éther, l'essence de térébenthine. Un froid de —18° ne le solidifie pas, il perd seulement de sa fluidité. Il s'enflamme facilement, et brûle avec une flamme blanche, un peu fuligineuse sur les bords ; on peut le distiller sans qu'il s'altère sensiblement.

L'analyse immédiate donne pour le carbone et l'hydrogène les nombres suivants :

N° 1. Matière 0,332. — CO^2 obtenu = 0,860 d'où C %= 72
HO » = 0,238 » H %= 7,9
Par différence. . . . . Az. = 20,1

100,0

N° 2. Matière 0,230. — CO^2 obtenu = 0,600, d'où C %= 71,1
HO » = 0,159 » H %= 7,6
Par différence. . . . . Az. = 21,3

100,0

Dosage d'azote :

Matière employée. 0,325
Température . . . . + 20°
Pression atmosphérique . . 0,762
Volume d'azote. . . . . . . 61 c. c.

Le volume d'azote obtenu ramené à 0° et à la pression 0,760 = 55,7 c. c., ou en poids 0,06997, soit 21,5 % de matière.

Ce nombre venant se placer près des deux poids d'azote pris par différence, on peut écrire la formule de la daturoline : $nC^8H^5Az.$, qui demande pour sa composition :

C. = 71,6
H. = 7,5
Az. = 20,9

100,0

nombres qui sont sensiblement ceux trouvés par l'analyse.

Avec les principaux réactifs, la daturoline se comporte de la manière suivante :

Avec les sels de mercure, précipité blanc, caillebotté.

Sulfate de zinc. — Précipité blanc gélatineux d'hydrate d'oxyde de zinc.

Protochlorure d'étain. — Précipité blanc rosé, soluble dans un excès de protochlorure.

Protochlorure de fer. — Précipité d'hydrate de peroxyde de fer.

Azotate de cuivre. — Précipité vert, soluble dans un excès de daturoline, avec coloration bleue, comme le fait l'ammoniaque.

Noix de galle. — pas de précipité.

Chlorure d'or. — Précipité jaune-serin. Après quelques instants, l'or est réduit avec coloration verte, vue par transparence.

Les sels de cobalt et de nickel ne donnent rien.

Le permanganate de potasse est décoloré immédiatement.

Les acides dissolvent et saturent facilement la daturoline : les sels qui en résultent sont, en général, gommeux, colorés en rouge, et déliquescents : l'oxalate donne des cristaux groupés en croix et peu solubles ; avec l'acide azotique employé en quantité convenable, on obtient des cristaux rouges, transparents, engagés dans une matière visqueuse.

L'acide iodique forme immédiatement un dépôt blanc.

Chauffée au bain-marie avec un volume égal d'iodure d'éthyle, dans des tubes fermés à la lampe, le mélange change d'aspect, rougit, devient plus visqueux ; par le refroidissement, on aperçoit des traces de cristallisation, mais ces cristaux disparaissent à l'air. — Distillant le mélange sur la potasse fondue, on obtient l'éthyl-daturoline, liquide plus dense que l'eau, oléagineux, légèrement jaunâtre, d'une odeur forte et particulière.

Avec l'acide chlorhydrique, on obtient un chlorhydrate d'éthyl-daturoline en longs cristaux incolores.

Le chlorure de platine donne dans la solution chlorhydrique un abondant précipité jaune qui, après quelque temps, se change en cristaux rougeâtres.

Des solutions éthérées de daturoline et d'iode donnent par leur mélange, après peu de temps, des cristaux incolores, très-nets, solubles dans l'alcool.

Je regrette vivement que le temps ne me permette pas de faire l'analyse de ces sels éthylés, les seuls que je sois parvenu à obtenir à l'état cristallisé. D'après leur composition, il eût été facile de voir ce que devenait la formule $C^8 H^5 Az$, obtenue par l'analyse immédiate de l'alcaloïde isolé.

La daturaline et la daturoline ont sur l'économie une action qu'il ne m'est pas permis de passer sous silence.

Une gouttelette de daturaline placée sur la langue d'un oiseau le plonge immédiatement dans la torpeur ; deux minutes après l'administration de la substance, il est en proie à un violent accès de tétanos, tourne sur lui-même de droite à gauche, et tombe mort.

Craignant que la forte alcalinité de la substance introduite n'ait été la cause de la mort, et non pas l'absorption, je plaçai sur l'œil gauche d'un autre oiseau une gouttelette du même alcaloïde. Dix minutes après l'application, l'oiseau était chancelant, et complétement incapable de prendre son vol ; il semblait dormir, et se laissait prendre sans chercher à fuir ; puis survinrent des vomissements violents, à la suite desquels des attaques convulsives des membres d'un seul côté, et alternatives. Après huit ou dix crises de plus en plus fortes, il mourut dans un accès plus violent que les autres.

Une goutte de daturoline fut introduite sous la peau de la partie interne de la jambe d'un cochon d'Inde. Sauf un peu moins de turbulence dans ses mouvements, ce qui peut être attribué à la douleur que lui causait la blessure, il ne parut pas ressentir les effets de l'absorption. La plaie, après huit jours, n'était pas encore cicatrisée, il s'était formé de nombreux bourgeons charnus qui faisaient un bourrelet considérable sur les bords de l'incision. Je lui fis avaler trois gouttes de daturoline saturée par l'acide chlorydrique et étendue d'un peu d'eau. Les accidents ne tardèrent pas à se montrer : torpeur, vomissements, contractions tétaniques ; vingt minutes après l'ingestion, il était mort.

Arrivé vers le milieu de mon travail, j'avais espéré pouvoir proposer de remplacer la pipe et les feuilles sèches de Datura par de petites cigarettes, où l'on aurait aspiré l'air passant sur un corps poreux imbibé du mélange des alcalis du Datura, comme on fume les cigarettes de camphre ; mais en présence des accidents graves causés chez les animaux par une simple gouttelette microscopique, je préfère laisser à de plus téméraires ou à de plus habiles le soin d'expérimenter.

Tout en continuant l'étude des corps dont je viens de tracer une esquisse grossière, je me propose d'exécuter le même travail sur les autres solanées vireuses; peut-être de la comparaison des résultats obtenus avec ces différentes plantes pourra-t-on tirer quelques conclusions, trouver quelque rapprochement que je ne puis encore prévoir.

Si mon travail, très-incomplet dans ses résultats, est loin de ce que j'avais espéré obtenir, je serai encore trop heureux s'il peut être utile à quelque jeune collègue qui voudrait se livrer à des recherches analogues, et si mes juges, tenant compte des motifs qui me forcent à l'interrompre, veulent bien m'accorder toute leur indulgence.

Vu, bon à imprimer,

Le Directeur de l'École de pharmacie,
BUSSY.

Paris. — Imprimé par E. Thunot et Ce, 26, rue Racine.

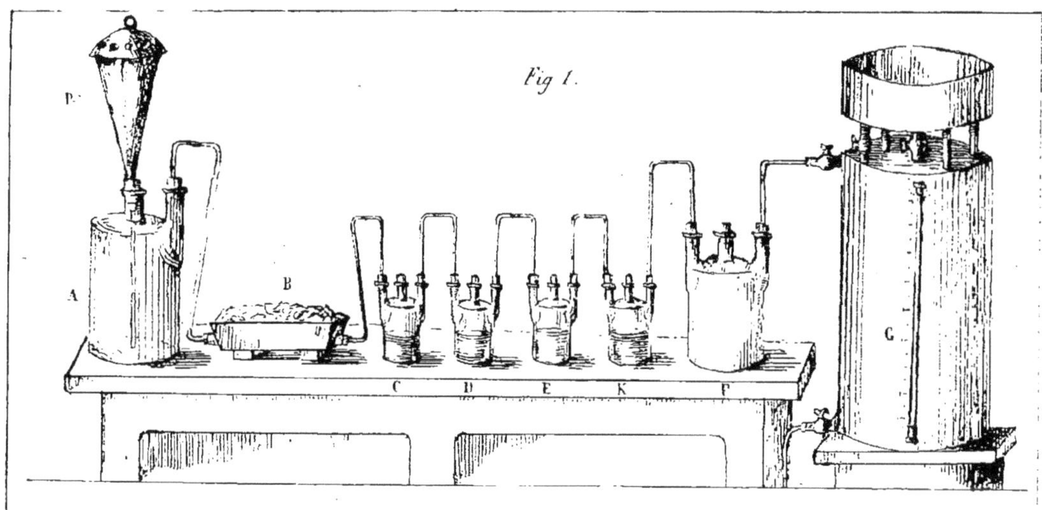

Fig 2.

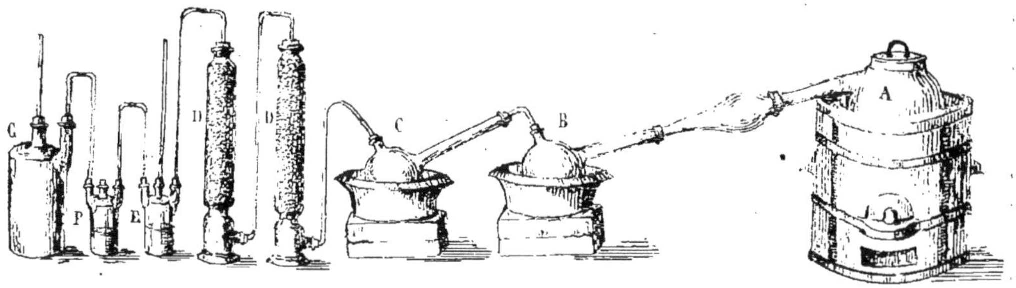

Fig 3.

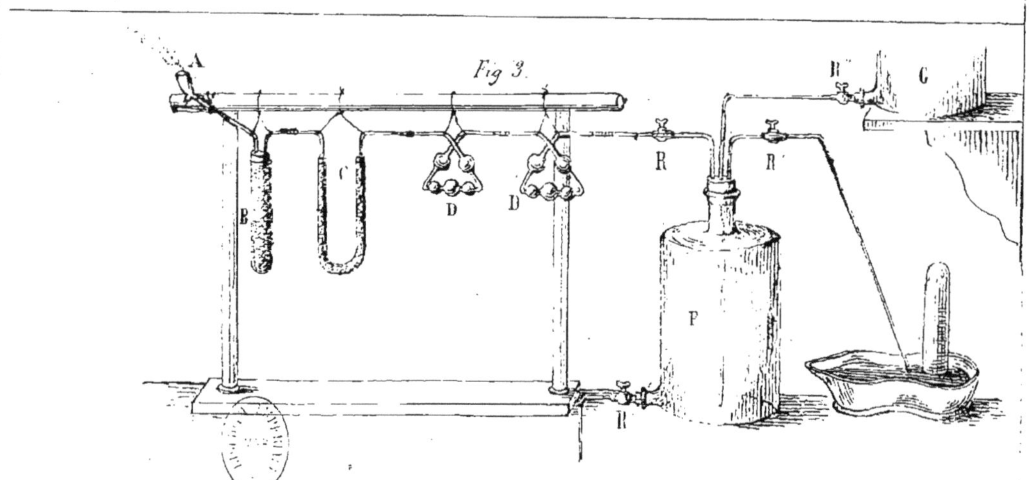

SYNTHÈSES
DE PHARMACIE
ET DE CHIMIE

PRÉSENTÉES ET SOUTENUES A L'ÉCOLE DE PHARMACIE,

le 20 décembre 1856,

Pour obtenir le titre de pharmacien de 1re classe,

Par François-Alphonse GURY,

NÉ A METZ (MOSELLE).

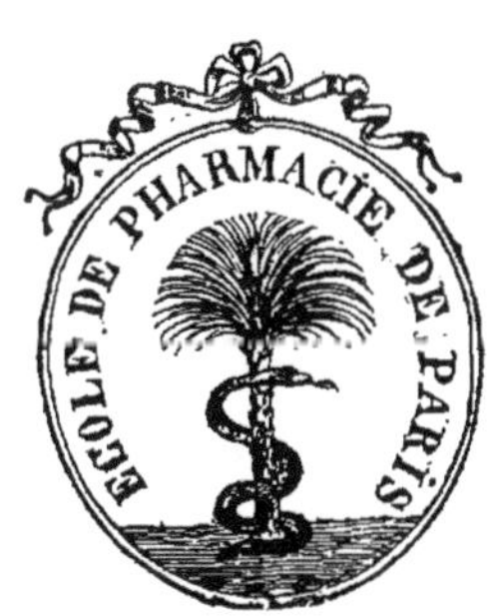

PARIS.

E. THUNOT ET Ce, IMPRIMEURS DE L'ÉCOLE DE PHARMACIE,

RUE RACINE, 26, PRÈS DE L'ODÉON.

—

1856

ÉCOLE SUPÉRIEURE DE PHARMACIE.

ADMINISTRATEURS.

MM. Bussy, Directeur.
Guibourt, Secrétaire, Agent comptable.
Lecanu, Professeur titulaire.

PROFESSEURS.

MM.	Bussy.	Chimie.
	Gaultier de Claubry.	Chimie.
	Lecanu.	Pharmacie.
	Chevallier.	Pharmacie.
	Guibourt.	Histoire naturelle des médicaments.
	Chatin.	Botanique.
	Valenciennes.	Zoologie.
	Caventou.	Toxicologie.
	N.	Physique.

PROFESSEURS DÉLÉGUÉS DE LA FACULTÉ DE MÉDECINE

MM. Wurtz.
Moquin Tandon.

AGRÉGÉS.

MM. Figuier,	pour	la chimie.
Robiquet,	—	la physique.
Reveil,	—	la toxicologie.
Lutz,	—	la pharmacie.
Soubeiran,	—	l'histoire naturelle.

Nota. *L'École ne prend sous sa responsabilité aucune des opinions émises par les candidats.*

SYNTHÈSES

DE PHARMACIE ET DE CHIMIE

PRÉSENTÉES ET SOUTENUES A L'ÉCOLE DE PHARMACIE.

SIROP DE GOMME.

SYRUPUS CUM GUMMI ARABICO.

℞ Gomme arabique blanche (*Gummi arabicum*). . 250
Eau froide (*Aqua frigida*). 250
Sirop simple (*Syrupus simplex*). . . . 2000

Lavez la gomme à deux reprises et pendant quelques instants dans de l'eau froide; mettez-la ensuite en contact avec la quantité d'eau prescrite, et remuez de temps en temps pour faciliter la dissolution; passez la liqueur sans expression à travers un blanchet; mêlez-la au sirop, et faites cuire jusqu'à ce que le sirop bouillant marque 30 degrés à l'aréomètre.

Trente-deux grammes de ce sirop contiennent quatre grammes de gomme arabique.

CONSERVE DE ROSES.

CONSERVA DE ROSIS RUBRIS.

℞ Roses rouges pulvérisées (*Pulvis petalorum Rosæ gallicæ*). 64
Eau distillée de Roses (*Hydrolatum Rosarum*). . 125
Sucre en poudre (*Pulvis Sacchari*). 500

Délayez la poudre de Roses rouges dans l'eau distillée de Roses; laissez en contact pendant deux heures; ajoutez alors le sucre et triturez pour avoir un mélange exact.

EXTRAIT DE GENTIANE.

EXTRACTUM RADICIS GENTIANÆ.

℞ Racine sèche de gentiane (*Gentiana lutea*). . 1000

Coupez la racine de gentiane en tronçons minces; faites-la sécher à l'étuve, et réduisez-la en poudre demi-fine; humectez cette poudre avec la moitié de son poids d'eau pure, et après douze heures de contact tassez-la convenablement entre deux diaphragmes dans un cylindre en étain; lessivez-la avec de l'eau pure à 15 ou 20 degrés; arrêtez l'écoulement de la liqueur aussitôt qu'elle passera peu concentrée; chauffez-la au bain-marie; passez pour séparer le coagulum qui se sera formé; procédez à l'évaporation au bain-marie jusqu'en consistance d'extrait.

POMMADE CITRINE.

(*Onguent citrin.*)

POMATUM CUM NITRATE HYDRARGYRICO.

℞ Graisse de Porc (*Adeps Porcinus*). 250
Huile d'Olive (*Oleum Olivarum*). 250
Mercure (*Hydrargyrum*). 32
Acide nitrique à 32° (*Acidum nitricum*). . . 48

Faites dissoudre le mercure dans l'acide nitrique à l'aide d'une douce chaleur; d'autre part, faites liquéfier l'axonge avec l'huile; quand les corps gras seront un peu refroidis versez-y la solution mercurielle : agitez continuellement avec une baguette de verre jusqu'à ce que la pommade soit à moitié figée; coulez-la promptement alors dans un moule de papier fort et collé.

OXYDE D'ANTIMOINE SUBLIMÉ.

(*Fleurs argentines d'Antimoine.*)

OXYDUM STIBICUM IGNE PARATUM.

℞ Antimoine métallique (*Stibium*). 500

Mettez-le dans un têt à rôtir, placez ce têt dans la moufle d'un petit fourneau à coupelle de d'Arcet, préalablement échauffé. Substituez à la porte de la moufle un gros charbon bien allumé, et placez-le de manière à ce qu'il n'obstrue pas complétement l'ouverture. Lorsque l'antimoine sera en pleine fusion, et qu'il répandra d'abondantes vapeurs, bouchez toutes les ouvertures du fourneau, excepté celle de la moufle. A mesure que la température baissera, l'oxyde d'antimoine se déposera d'abord sur les parois du têt, puis sur la surface de l'antimoine, en aiguilles longues, aplaties et d'un brillant nacré.

Quand le métal sera refroidi, retirez le têt et séparez l'oxyde produit. Débouchez alors toutes les ouvertures du fourneau ; le charbon se rallumera : vous recommencerez l'opération, et continuerez ainsi jusqu'à ce que vous ayez recueilli la quantité d'oxyde désirée.

AMMONIAQUE LIQUIDE.

(*Alcali volatil.*)

AMMONIA AQUA SOLUTA.

℞	Chlorhydrate d'ammoniaque (*Chlorhydras ammoniæ*) pulvérisé.	1000
	Chaux éteinte (*Hydras calcicus*). . . .	1000

Mêlez rapidement et aussi exactement que possible ; introduisez promptement le mélange dans une cornue de grès lutée, à laquelle seront adaptés une allonge et un ballon de verre ; ce dernier communiquera avec une série de trois flacons de l'appareil de Woulf ; le premier contiendra une très-petite quantité d'eau, suffisante seulement pour y faire plonger l'extrémité du tube qui amène le gaz. Chacun des deux derniers flacons devra contenir 750 grammes d'eau distillée. Les tubes qui y amènent le gaz devront plonger dans le liquide jusqu'à peu de distance du fond.

L'appareil étant parfaitement luté, chauffez légèrement la cornue pour faciliter le dégagement de l'ammoniaque ; élevez ensuite progressivement la température jusqu'à ce qu'il ne se dégage plus de gaz. Démontez alors l'appareil. Vous retirerez du deuxième flacon environ 1 kilogramme d'ammoniaque à 22°, qui devra être conservée dans un flacon bouché à l'émeri. Le dernier flacon donnera de l'ammoniaque faible qu'on pourra employer au lieu d'eau pure dans une opération suivante. Le premier flacon, dont l'eau a servi à laver le gaz, renfermera de l'ammoniaque très-concentrée, mais impure; enfin le ballon contiendra aussi une certaine quantité de liquide ammoniacal impur et empyreumatique, qui pourra, comme le précédent, être employé à la préparation de quelques sels ammoniacaux. Le résidu de l'opération sera un mélange de chlorure et d'oxyde de calcium, dont on pourra retirer le chlorure en le traitant par l'eau.

Pendant la condensation du gaz ammoniac dans l'eau il se développe beaucoup de chaleur; il est convenable, afin de prévenir cette élévation de température qui s'oppose à la dissolution du gaz, de rafraîchir les flacons au moyen d'un filet d'eau froide; et comme, par la dissolution du gaz, l'eau augmente beaucoup de volume, il convient encore que les flacons ne soient pas remplis à plus de la moitié de leur capacité, au moment où l'on commence l'opération.

Lorsque l'ammoniaque n'a pas été préparée avec de l'eau distillée et avec tous les soins que nous indiquons ici, elle peut donner avec les sels de baryte un précipité de sulfate de baryte, et avec le nitrate d'argent un précipité de chlorure d'argent: ce dernier ne se manifeste toutefois que lorsque l'ammoniaque a été préalablement sursaturée par de l'acide nitrique pur.

L'ammoniaque pure, au contraire, ne donne de précipité avec aucun de ces réactifs; saturée avec l'acide sulfurique, elle doit fournir une dissolution incolore et exempte d'odeur.

SULFATE DE CUIVRE AMMONIACAL.

SULFAS CUPRICO-AMMONICUS.

℞		
℞	Sulfate de cuivre (*Sulfas cupricus*). . . .	200
	Ammoniaque liquide (*Ammonia aquâ soluta*). .	Q. S.

Réduisez le sulfate de cuivre en poudre fine; placez-le dans un vase de verre; ajoutez-y l'ammoniaque liquide jusqu'à dissolution complète; versez alors sur la liqueur un volume égal au sien d'alcool à 38°. Laissez le tout en repos pendant quelques heures, décantez le liquide, recueillez le précipité cristallin, séchez-le rapidement entre des feuilles de papier joseph, et conservez-le dans des flacons bouchés.

ACÉTATE DE SOUDE.

(*Terre foliée minérale.*)

ACETAS SODICUS.

℞ Carbonate de soude cristallisé (*Carbonas sodicus*). 250
Acide acétique (*Acidum aceticum*) à 3°. . . Q. S.

Saturez l'acide acétique au moyen du carbonate de soude; filtrez la dissolution; évaporez-la jusqu'à 32 degrés, ou jusqu'à ce qu'il se forme une légère pellicule à sa surface, et laissez cristalliser par refroidissement.

Le sel cristallisé sera dissous de nouveau dans une suffisante quantité d'eau et soumis à une seconde cristallisation, afin de l'obtenir plus pur. L'acétate de soude est inaltérable à l'air; il contient pour cent 39,49 d'eau de cristallisation.

TARTRATE NEUTRE DE POTASSE.

(*Sel végétal.*)

TARTRAS POTASSICUS.

℞ Bitartrate de potasse (Crème de tartre) (*Bi-tartras potassicus*). 500
Eau (*Aqua*). 2000
Carbonate de potasse (*Carbonas potassicus*). . Q. S.

Portez l'eau à l'ébullition dans une bassine d'argent ou de cuivre étamée; jetez-y la crème de tartre. Agitez continuellement avec une spatule, et ajoutez le carbonate de potasse par petites parties et avec précaution jusqu'à ce qu'il ne se produise plus d'effervescence. Filtrez le liquide lorsque vous vous serez assuré qu'il est neutre; évaporez jusqu'à 45 degrés; abandonnez la dissolution dans une étuve pour la faire cristalliser.

Le tartrate de potasse cristallise en prismes à quatre pans; il attire légèrement l'humidité de l'air. Il est soluble dans quatre parties d'eau froide. Cette dissolution donne par l'addition des acides un abondant précipité de crème de tartre.

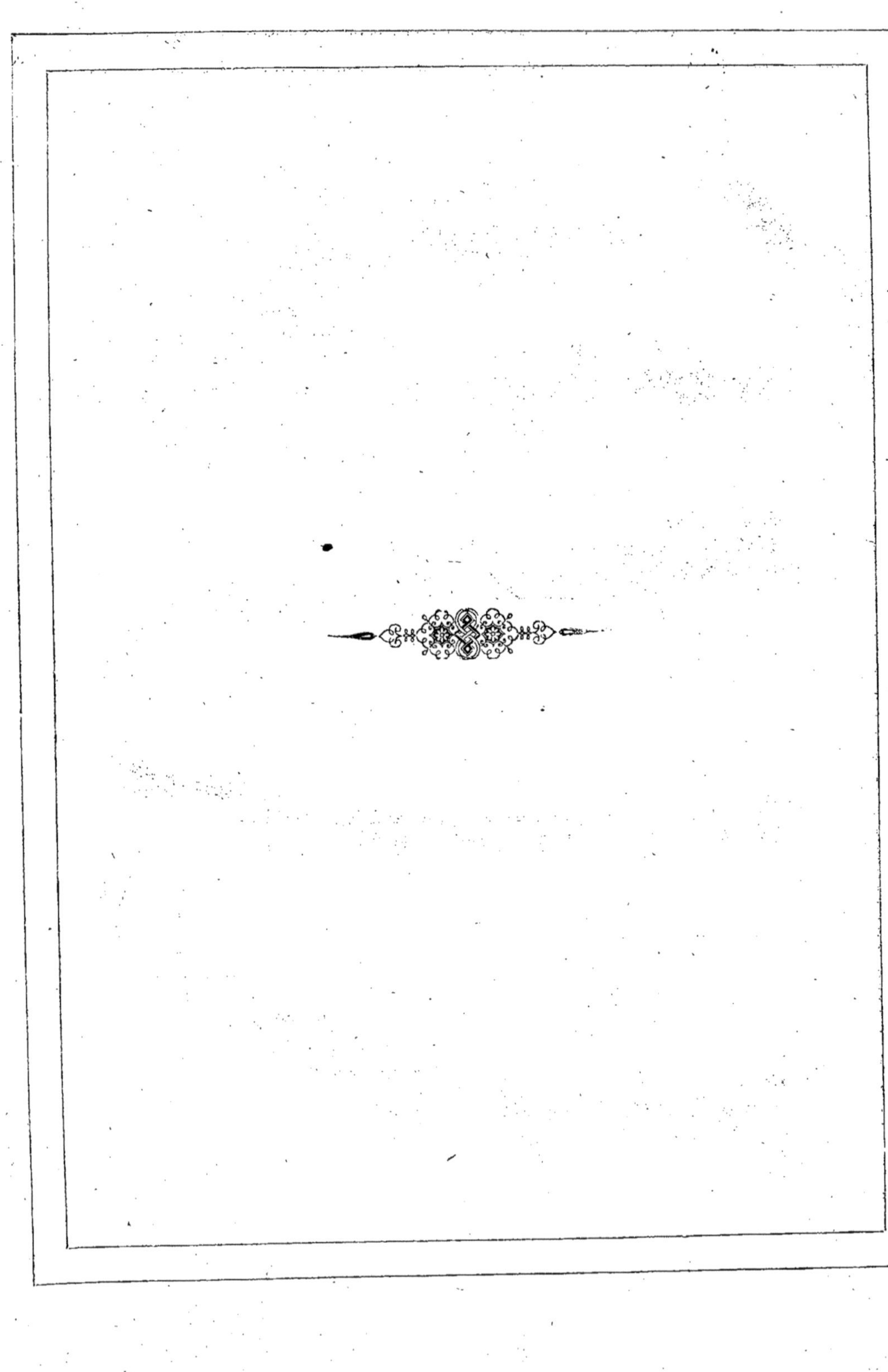

www.ingramcontent.com/pod-product-compliance
Ingram Content Group UK Ltd.
Pitfield, Milton Keynes, MK11 3LW, UK
UKHW012250240726
13966UKWH00004B/1366

9 782011 778796